Abnehmen ohne Sport

Es ist aus mit dem Speck! Lerne alles über die Fettverbrennung und erreiche endlich dein Traumgewicht. Schlank ohne Sport. Bis zu 2 Kilo in den ersten 7 Tagen!

2. Auflage

Inhaltsverzeichnis

Abnehmen ohne Sport - Infos und Tipps

Abnehmen ohne Jojo-Effekt

Wer den Wunsch in sich trägt, ein paar Kilos zu verlieren und schnell abnehmen möchte, weil z. B. der Sommer ins Haus steht, kennt sicherlich die leidigen Begleiterscheinungen, die damit verbunden sind. "Wie kann ich abnehmen, ohne direkt danach wieder zuzunehmen?" fragen sich viele. Hat man eine Diät durchgezogen, sind die verlorenen Pfunde bald schon wieder drauf - der Jojo-Effekt lässt grüßen. Viele beginnen dann, sich in Sport zu stürzen, um dem Körper beim nachhaltigen Abnehmen nachzuhelfen. Wer Abnehmen ohne Sport möchte, hat es jedoch wesentlich einfacher.

Warum auf Sport beim Abnehmen verzichtet werden muss und kann

Die Integration von Sport im Alltag ist nicht immer einfach umzusetzen. Abends ist man von der Arbeit oft zu müde, um sich noch aufzuraffen, und am Wochenende winken Freizeit und Unternehmungen mit Freunden. Fitnessstudios kosten Geld und rauben frische Luft - Sport machen ist also ein eher unpraktisches Thema, wenn es darum geht, gezielt und dauerhaft schlanker zu werden. Im Endeffekt braucht es auch gar keine wöchentlichen Trainingseinheiten, um gesund abnehmen zu können. Auch ist Sport nicht jedermanns Ding, denn nicht jeder hat eine Lieblingssportart oder kann sich für körperliche Betätigung begeistern. Im Fall von Verletzungen oder körperlicher Eingeschränktheit fällt diese Möglichkeit des Gewichtsverlusts ohnehin ausnahmslos weg.

Die Ernährung ist der Schlüssel zum Traumgewicht

Das Fundament, welches man auf dem Weg zum Traumgewicht legen kann, ist und bleibt die Ernährung. Mit ihr beschäftigen Sie sich automatisch mehrmals am Tag und sie hat einen direkten Einfluss auf Ihr Leben. "Du bist, was du isst" gilt insbesondere beim Versuch, die Kilos purzeln zu lassen. Wer sich dessen bewusst ist, kann diesen Fakt positiv für sich Nutzen und durch gezielte Beeinflussung der Ernährung einiges erreichen. Im Nachfolgenden finden Sie Tipps und Tricks, welche Ihnen die Umsetzung erleichtern. Sie werden merken, dass es Spaß macht, spätestens, wenn sich die ersten Effekte zeigen und der Blick auf die Waage Ihnen Recht gibt.

Wasserversorgung als Katalysator

Die Wasserversorgung unseres Körpers ist das A und O. Fehlt dem Körper ausreichend Flüssigkeit, können rissige Haut, Kopfweh, Müdigkeit und Trägheit die Folge sein. Diese Trägheit wirkt sich auch auf die Verstoffwechselung Ihrer Nahrung aus. Ist der Körper gut mit Wasser versorgt, wird der Stoffwechsel angekurbelt. Kalorien setzen sich nicht so schnell auf den Hüften fest und Giftstoffe werden aus dem Körper geschwemmt (Entschlackung). Zusätzlich sorgt Wasser dafür, dass eher ein Sättigungsgefühl im Magen entsteht und Heißhunger Attacken keine Chance haben. Es wird daher empfohlen, 2 - 3 Liter stilles Wasser pro Tag zu trinken.

Zucker reduzieren

Morgens ein Schokocroissant, mittags Fanta zum Essen und abends einen Pudding als Nachtisch? Das sind zuckerreiche Nahrungsmittel, die den Insulinspiegel des Körpers unnötig strapazieren - machen Sie sich bewusst, wie viel Zucker Sie Ihrem Körper tatsächlich tagtäglich zuführen, und reduzieren Sie die Menge. Oft ist es hier oder da mal eine Leckerei nebenbei, die nicht sein müsste. Auch machen zuckerhaltige Speisen oft nicht satt oder durstig. Auf dem Weg zur Gewichtsreduktion sind sie daher absolut nicht förderlich. Wer mag, kann eine Liste schreiben - Blacklisting von ungesunden Nahrungsmitteln kann Spaß machen. Streichen Sie mit Rot alles durch, was Ihnen überflüssig erscheint und hängen Sie den Zettel gut sichtbar in die Küche. Im Laufe der Zeit werden Sie bald automatisch darauf verzichten.

Fettige Zutaten ersetzen

Oft schleichen sich beim Kochen Zutaten ein, die unnötiges Fett mit sich bringen. Meistens gibt es eine gute Alternative, die verwendet werden kann und ebenso schmackhaft ist. Bei Saucen beispielsweise kann die gehaltvolle Sahne durch Milch oder leckeren Frischkäse ersetzt werden. Wem das nicht schmackhaft genug ist - ein Schuss Sahne ist dennoch erlaubt. Wichtig ist, dass Sie das Prinzip verstehen, welches Ihnen bei der Gewichtsreduktion hilft. Statt Mozzarella kann fettreduzierter Käse genommen werden und Mayonnaise kann durch selbst gemachten Kräuterquark ersetzt werden. Zum Anbraten einfach mal die Hälfte des Öls nehmen - schlank werden kann so einfach sein!

Auf Sattmacher umsteigen

Wer kennt dieses Gefühl nicht: Man hat gegessen, fühlt sich aber nicht satt und bekommt nach zwei Stunden wieder Hunger. Dieser unerwünschte Effekt kann daran liegen, dass die zugeführte Nahrung tatsächlich nicht satt macht, weil sie wenig Nährstoffe oder Kalorien enthalten hat. Ein Klassiker sind weiße Brötchen auf dem Frühstückstisch - sie sind zwar günstig, machen aber lange nicht so satt wie Vollkorn- oder Kornbrötchen. Diese enthalten zusätzlich wertvolle Nährstoffe in den Körnern, die der Körper direkt verwerten kann. Auch Salate zum Lunch mögen zwar gesund sein, erzielen ihren vollen Effekt aber nur, wenn sie mit leckerem Fleisch (z. B. leichter Hähnchenbrust) kombiniert werden.

Selbst kochen - Bewusstsein erhöhen

Fertiggerichte sind im hektischen Alltag zwar beliebt, enthalten jedoch viele ungesunde Geschmacksverstärker und fettige Zutaten als Geschmacksträger, die auf der Packungsrückseite oft verschleiert werden. Wer hingegen selbst kocht und seine Zutaten frisch auswählt, bekommt ein Gefühl dafür, was satt und schlank macht und auf welche Zutaten man eher verzichten sollte. Das Bewusstsein für gesunde und schmackhafte Ernährung wird erhöht und Portionen können selbst bestimmt werden, da sich nicht an Packungsinhalte und -vorgaben gehalten werden muss.

Uhrzeiten beachten

Wichtig ist es auch, einen geregelten Essensrhythmus zu beachten, um gesund abnehmen zu können. Wer sich nach 22 Uhr noch Rotwein oder Schokolade genehmigt, muss damit rechnen, dass die Wage am nächsten Tag keine erfreulichen Ergebnisse anzeigt. Auch ist es nicht ratsam, immer mal wieder zwischendurch einen Happen zu essen - der Körper kann sich nicht richtig darauf einlassen und ein Sättigungsgefühl einstellen. Besser ist es, regelmäßig volle Mahlzeiten zu sich zu nehmen, so dass der Stoffwechsel ins Gleichgewicht kommt und Heißhunger keine Chance bleibt. Abends sollte ab einer gewissen Uhrzeit nichts mehr zu sich genommen werden. Sie können die Uhrzeit Ihrem individuellen Biorhythmus anpassen, sollten lediglich darauf achten, dass Sie 3 - 4 Stunden vor dem Schlafengehen nichts Gehaltvolles mehr essen.

Abnehmen: leichter gesagt, als getan

Viele übergewichtige Menschen kämpfen mit Diäten, um einen Gewichtsverlust herbeizuführen und endlich wieder das Normalgewicht zu erreichen. Jeder, der diesen Weg schon einmal gegangen ist, weiß, wie steinig er sein kann. Es lauern Stolpersteine wie Jojo-Fallen, Heißhungerattacken und ein geschwächtes Immunsystem. Hüftspeck zu verlieren ist leichter gesagt als getan, zumal die Königsdisziplin gesund Abnehmen ist. Also am besten ohne künstlichen Stoffe und Schlankheitspillen, um den Körper nicht zu schädigen. Für viele Menschen scheint vor diesem Hintergrund eine Diät das Richtige zu sein. Was kaum einer weiß: Der Körper hat durch die Existenz eines Hormons die Möglichkeit, auch ohne Diäten und Verzicht eine Gewichtsreduktion auszulösen. Dieses ist uns von Geburt an mit auf den Weg gegeben worden und verantwortlich für die Regulierung des Appetits sowie des Sättigungsgefühls. Abnehmen mit Leptin bedeutet, auf natürliche Art und Weise dafür zu sorgen, dass das Stoffwechselprogramm im Gleichgewicht ist und die Fettverbrennung angekurbelt wird.

Das Hormon Leptin

Sie haben sicherlich nichts über das Hormon selbst gehört, nicht einmal früher in der Schule, weil es keine zusätzliche Lektion gegeben hat. Leptin, ein Hormon, das aus den Fettzellen im Fettgewebe freigesetzt wird, sendet Signale an den Hypothalamus im Gehirn. Dieses besondere Hormon hilft, die langfristige Nahrungsaufnahme und den Energieverbrauch zu regulieren und zu verändern, nicht nur von einer Mahlzeit zur nächsten. Das primäre Design von Leptin ist es, dem Körper zu helfen, sein Gewicht zu halten. Es ist jedoch sehr wichtig, vor allem, wenn Sie auf gesunde Weise abnehmen wollen. Die körpereigene Substanz wurde erstmals von Jeffrey Friedmann im Jahr 1994 als Hormon entdeckt und verdankt ihren Namen dem griechischen Wort "leptos", was "schlank" oder "dünn" bedeutet. Weil es aus Fettzellen stammt, sind Leptinmengen direkt miteinander verbunden um die Menge an Körperfett eines Individuums. Wenn das Individuum Körperfett hinzufügt, werden Leptinspiegel zunehmen. Wenn eine Person den Körperfettanteil senkt, wird auch das Leptin abnehmen. Der Name ist passend gewählt, weil er im Körper für Sättigung, Hungergefühle und Appetitregulation verantwortlich ist. Es wird in den Körperfettzellen produziert und gilt als Schlüsselhormon bei der Regulierung des idealen Körperfettanteils. Es besteht aus 167 Aminosäuren und informiert den Körper über vorhandene Fettdepots oder Energiereserven. Diese werden verbrannt, wenn eine hohe Konzentration von Leptin im Körper vorhanden ist. Wenn die Leptinkonzentration niedrig ist, werden Sie hungrig und hungrig. Ihr Energieverbrauch ist gedrosselt und die Nahrungsaufnahme sorgt dafür, dass die Fettreserven nach und nach aufgefüllt werden. Daher kann ein Leptinmangel der Grund für Übergewicht oder dauerhaften Appetit sein. Übrigens wollen die meisten Menschen auf dem Bauch Gewicht verlieren, da sich hier das meiste Körperfett ansammelt und ein dicker Bauch dem westlichen Schönheitsideal überhaupt nicht entspricht.

Es gibt jedoch Menschen, die (trotz der hohen Konzentration von Leptin im Blut) nicht abnehmen können. Das Sättigungsgefühl tritt trotz Freisetzung des Hormons nicht auf. Dies nennt man Leptinresistenz, eine Stoffwechselkrankheit. Die Betroffenen sind übergewichtig, obwohl die Blutwerte gut sind.

Wie funktioniert Leptin?

Der Botenstoff wird in den Körperfettzellen produziert, ausgeschüttet und gelangt über das Blut in dein Gehirn. Dort werden die Stoffwechselprozesse des Körpers geregelt. Das Hormon bindet an die Rezeptoren des Hypothalamus, wo darüber entschieden wird, ob du satt bist. Im seitlichen Hypothalamus wird das Hungergefühl durch Leptin-Signale gehemmt und im mittleren Hypothalamus wird im entgegen gesetzten Fall ein starkes Hungergefühl ausgelöst.

Bei hoher Konzentration hemmt es die appetitanregende Wirkung von Anandamid und löst die Bildung des körpereigenen Appetitzüglers a-MSH aus. Dies wiederum verursacht ein starkes Sättigungsgefühl. Somit fungiert das Hormon als Sättigungsregulator und natürlicher Appetitzügler im Gehirn. Darüber hinaus hat es aber noch weitere positive Eigenschaften auf deinen Organismus. Es stimuliert das sympathische Nervensystem und kann auf diese Art und Weise den Stoffwechsel ankurbeln. Dadurch werden der Blutdruck, die Herzfrequenz und die Muskelspannung gesteigert. Neben der gesteigerten Fettverbrennung kann es auch zu einer Erhöhung der Fruchtbarkeit und des sexuellen Antriebs kommen. Leptin spielt auch eine wichtige Rolle bei der Regulation und Modulation des Beginns der Pubertät. Zum Beispiel brauchen unterernährte und dünne Frauen länger, bis sie in die Pubertät kommen als schwerere Mädchen. Dünne Mädchen können während der Menstruationszyklen oft nicht ovulieren oder ein Ei aus einem Eierstock freisetzen. Reproduktives Wachstum und Fettreserven sind daher für die Reproduktionsregulation unerlässlich.

Die Forscher wissen, dass Leptin zumindest zu einem gewissen Grad eine Rolle in der Pubertät spielt, da Personen, die kein Leptin haben oder auf Leptin nicht angesprochen haben, keine Pubertät erfahren und ihre Körper vor dem Pubertieren für das Leben bleiben.

Wie lässt sich damit eine Gewichtsreduktion herbeiführen?

Leptin ist ein Hormon, das Ihnen helfen kann, sich schnell voll zu fühlen, Ihre Nahrungsaufnahme zu reduzieren und Ihnen beim Abnehmen zu helfen. Leider ist dieser Mechanismus bei den meisten übergewichtigen Menschen, die eine Leptinresistenz haben, beeinträchtigt. Reduzieren Sie den Zucker, beenden Sie den Alkohol, essen Sie zu jeder Mahlzeit Protein, probieren Sie Kurkuma, grünen Tee und öligen Fisch und trainieren Sie regelmäßig gegen Leptinresistenz. Auch für 7-9 Stunden schlafen, um Leptinspiegel zu verbessern.

Jeder, der denkt, dass das Festhalten an einer Diät und das Abnehmen nur eine Frage der Willenskraft ist, könnte die Macht der Hormone abzählen! Hormone arbeiten als chemische Signale und regulieren Ihre biologischen Prozesse, einschließlich, wie Ihr Körper Nahrung verarbeitet und seinen Energiebedarf verwaltet. Leptin oder "Sättigungshormon" ist ein solches Hormon, das reguliert, wie Ihr Körper auf Nahrung und Sättigung reagiert und spielt eine Rolle in Ihren Gewichtsmanagementbemühungen. Hier ist eine Zusammenfassung dessen, was dieses Hormon macht und wie Sie seine Produktion im Körper regulieren können.

Neben Leptin, dem "Sättigungshormon", ist das andere Hormon, das an der Appetitzügler beteiligt ist, Ghrelin oder das "Hunger" -Hormon.

Leptin wird aus Fettreserven in Ihrem Körper freigesetzt und hilft Hunger zu hemmen und die langfristige Nahrungsaufnahme und Energiebilanz zu regulieren. Der Körper eines jeden Menschen hat eine Leptinschwelle und wenn diese überschritten wird - das heißt, Ihr Leptinspiegel steigt - erhält Ihr Körper die Nachricht, dass er genug Energie hat, um Sie am Laufen zu halten und keine weiteren Kalorien zu verbrauchen. Dieses Signal der "Energie-Suffizienz" bedeutet wiederum positive Hinweise auf Appetitkontrolle, Stoffwechsel und Gewichtskontrolle.

Führen höhere Leptinspiegel automatisch zu niedrigeren Hungerattacken und besserer Gewichtskontrolle? Leider ist es nicht so einfach. Da Leptin aus Fettzellen freigesetzt wird, führt ein Anstieg des Körperfetts zu einem Anstieg der Leptinspiegel. Dies soll ein Signal senden, dass Sie nicht mehr Nahrung aufnehmen müssen.
Fakt ist: der Leptin-Stoffwechsel ist eine überaus nützliche Erfindung der Natur. Wer gesund abnehmen möchte, sollte sich daran orientieren und sämtliche Ratschläge zu Wunderdiäten vergessen. Eine Diät kann die Funktion eines natürlichen Hormons im Körper nicht ersetzen. Denn wenn die Kalorienzufuhr absichtlich gedrosselt wird, führt dies dazu, dass der Leptin-Spiegel sinkt. Die Folgen davon dürften dir nun bekannt sein. Verschiedene Studien haben gezeigt, dass Leptin tatsächlich der Schlüssel zum Abschmelzen von Fettdepots ist. Eine Studie aus den USA möchte sogar entdeckt haben, dass das Gehirn durch den Botenstoff vor Alzheimer geschützt wird.

Es bringt allerdings nichts, wenn du dir das Hormon in Tablettenform zuführst. Diese werden im Magen-Darm-Trakt zersetzt und haben so keine Möglichkeit, ihre Wirkung im Gehirn zu entfalten. Daher muss das Hormon gespritzt werden. Die Krankenkasse übernimmt die Kosten jedoch nicht, weil die Therapie extrem aufwendig und teuer ist. Die Lösung besteht somit darin, auf natürliche Art und Weise für eine hohe Leptin-Konzentration im Blut zu sorgen. Um das zu erreichen, gibt es einige unterstützende Maßnahmen, die du ergreifen kannst.

Unterstützende Faktoren

Anstatt eine Diät zu machen, kannst du abnehmen mit Leptin, wenn du darauf achtest, dir ausreichend kalorienarme Nahrungsmittel zuzuführen. Deine Leptin-Produktion muss angekurbelt werden - daher gilt es, sattmachende Produkte zu wählen und davon reichlich zu essen (Vollkornbrot statt Weißbrot, Müsli statt Cornflakes etc.). Ferner kann die Leptin-Ausschüttung durch Omega-3-Fettsäuren begünstigt werden. Also gilt es, viel Fisch zu essen (Lachs, Hering und Makrele). Zinkhaltige Lebensmittel haben den gleichen Effekt und sind unter anderem in Rindfleisch und Walnüssen enthalten.

Zwischendurch solltest du immer mal wieder Zwischenmahlzeiten aufbauen, weil du so verhindern kannst, dass der Leptin-Spiegel drastisch abfällt, wenn du längere Zeit nichts gegessen hast und der berühmte Heißhunger somit schon im Keim erstickt wird.

Natürlich wirkt sich gesunder Schlaf ebenso förderlich aus. Ideal sind 8 Stunden pro Nacht. Dein Stoffwechsel kann sich währenddessen regenerieren und ist am nächsten Tag gestärkt, um auf Hochtouren arbeiten zu können.

Obwohl man auf den Stress des Alltags nicht immer Einfluss hat, gilt es auch hier, diesen nach Möglichkeit zu reduzieren, da er durch Ausschüttung von Cortisol die Leptin-Konzentration durcheinander bringen kann.

Zu guter Letzt kannst du Sport treiben und somit den gewünschten Gewichtsverlust unterstützen, da die Leptin-Ausschüttung dadurch erhöht wird. Du solltest es damit jedoch nicht übertreiben, denn auch permanente körperliche Belastung kann zu Müdigkeit und einem gesteigerten Stresslevel führen.

Stoffwechsel ankurbeln: So nimmst Du einfach gesund ab

Fast jeder, der bereits einmal eine herkömmliche Diät gemacht hat, kennt das: Trotz Hungern wollen die Pfunde einfach nicht so richtig purzeln, und nach ersten Erfolgen ist es nach wenigen Wochen schon mit dem Abnehmen ganz vorbei. Der Grund dafür ist häufig ein träger Stoffwechsel. Mit ein paar einfachen Tricks kannst Du aber Deinen Stoffwechsel ankurbeln und so auch ohne komplizierten Ernährungsplan gesund abnehmen.

Ein gut funktionierender Stoffwechsel für einen gesunden Körper

Alle lebenswichtigen Nährstoffe, die mit der Ernährung aufgenommen werden, müssen vom Verdauungstrakt in die jeweiligen Körperzellen gelangen. Gleichzeitig entstehen dort schädliche Abfallprodukte, die möglichst rasch abtransportiert werden müssen. Die dafür notwendigen Vorgänge werden unter dem Begriff Stoffwechsel zusammengefasst. Wie schnell der Stoffwechsel arbeitet, ist zu einem gewissen Teil erblich bedingt. In gewisser Weise stimmt das Klischee von den guten und den schlechten Futterverwertern tatsächlich. Wer von Natur aus einen sehr schnellen Stoffwechsel hat, kann essen, was er will, und nimmt trotzdem nicht zu. Menschen mit einem sehr langsamen Stoffwechsel tun sich dagegen schwer, mit Hilfe einer Diät nachhaltig Gewicht zu verlieren, und können langfristig sogar an Bluthochdruck und anderen Beschwerden erkranken. Für sie ist es besonders wichtig, gesund abnehmen zu können, ohne den Körper zusätzlich zu belasten. Wenn Du zu den Letztgenannten gehörst, solltest Du also auch aus gesundheitlichen Gründen Deinen Stoffwechsel ankurbeln. Zum Glück gibt es einige einfache Mittel, mit denen Du Deinen Stoffwechsel auf Trab bringen und dadurch gesund abnehmen kannst.

Stoffwechsel ankurbeln mit Wasser

Der menschliche Körper besteht zu einem großen Teil aus Wasser und benötigt deshalb immer ausreichend Flüssigkeit, um richtig zu funktionieren. Das gilt auch und vor allem für den Stoffwechsel, da die Zellen Wasser benötigen, um Nährstoffe aufzunehmen und Schadstoffe auszuscheiden. Nicht zuletzt musst der menschliche Körper auch genug trinken, damit die Nieren richtig arbeiten und alle Abfallstoffe ausgeschieden werden können. Deshalb empfehlen Ärzte, mindestens zwei, besser aber drei Liter pro Tag zu trinken. Das beste und gesündeste Getränk ist pures Wasser, denn es enthält weder Kalorien noch andere Stoffe, die den Körper negativ beeinflussen können. Wenn Du etwas Abwechslung möchtest, kannst Du natürlich auch ungesüßten Früchte- oder Kräutertee trinken. Damit Du immer eine ausreichende Flüssigkeitsmenge zu Dir nimmst, mit der Du Deinen Stoffwechsel ankurbeln kannst, solltest Du Dir angewöhnen, vor jeder Mahlzeit ein großes Glas Wasser zu trinken. Das hat auch den Vorteil, dass es das Sättigungsgefühl verstärkt, so dass es Dir leichter fällt, Dich an eine Diät zu halten.

Stoffwechsel ankurbeln mit Vitaminen und Ballaststoffen

Gerade bei einer Diät, mit der möglichst schnell Gewicht abgebaut werden soll, können leicht wichtige Vitalstoffe in den Hintergrund geraten. Das kann sich spätestens dann, wenn nach der Gewichtsabnahme wieder auf die vorherige Ernährung umgestellt wird, bitter rächen. Alle Körperzellen benötigen eine ausreichende Menge an Vitaminen und Mineralstoffen, um richtig zu funktionieren. Ballaststoffe bringen wiederum die Verdauung auf Trab und sorgen dafür, dass der Körper die Nahrung gut verwerten kann. Gleichzeitig wirken sie sehr sättigend, so dass Du automatisch weniger isst. Wenn Du dazu auch noch sehr viel frisches Obst und Gemüse ist, das meist sehr kalorienarm ist, kannst Du nicht nur Deinen Stoffwechsel ankurbeln, sondern auch gesund abnehmen, ohne dabei zu hungern.

Stoffwechsel ankurbeln durch Bewegung und Sport

Die beste Methode, um den Stoffwechsel und auch das Abnehmen in Gang zu bringen, ist Sport, denn der menschliche Körper ist darauf ausgelegt, sich täglich zu bewegen. Dabei geht es keineswegs um sportliche Höchstleistungen, sondern vor allem um die Regelmäßigkeit. Besonders geeignet sind Ausdauersportarten wie Schwimmen, Fahrradfahren oder Joggen, die den Körper nicht einseitig belasten. Aber auch wenn Du nicht der sportliche Typ bist, kannst Du problemlos Bewegungseinheiten in Deinen Alltag einbauen. Lange Spaziergänge in der Natur machen beispielsweise Spaß, sind nicht anstrengend und können gleichzeitig den Stoffwechsel ankurben. Auch wenn Du bei der Arbeit eine sitzende Tätigkeit ausübst, lassen sich sicher immer wieder Gelegenheiten für etwas Bewegung finden. So kannst Du beispielsweise die Treppe statt dem Aufzug benutzen oder zu dem Kollegen ins Büro gehen, statt ihn schnell anzurufen, und dadurch Deinen Stoffwechsel ankurbeln.

Stoffwechsel ankurbeln durch Entspannung

Auch wenn es etwas paradox klingen mag: Dein Stoffwechsel kann nur dann wirklich gut arbeiten, wenn Du ausgeruht bist. Ständiger Schlafmangel führt dazu, dass alle Vorgänge im Körper langsamer ablaufen, also auch Dein Stoffwechsel. Außerdem kann er aufgrund des dadurch verursachten hormonellen Ungleichgewichts Hungergefühle auslösen. Ständige Müdigkeit wirkt sich natürlich auch auf den Antrieb aus. Wenn Du Dich nur noch mit viel Kaffee wach halten kannst, schaffst Du es auch nicht, Dein tägliches Bewegungspensum zu absolvieren. Eine ähnliche Wirkung wie Schlafmangel hat auch Dauerstress, der nicht nur Deine Psyche, sondern durchaus auch Deinen Körper negativ beeinflussen kannst. Wenn Du Dir regelmäßig etwas Gutes gönnst und für einen Ausgleich zu dem Stress bei der Arbeit oder in der Familie suchst, kannst Du also ganz nebenbei auch Deinen Stoffwechsel ankurbeln.

Stoffwechsel ankurbeln durch Regelmäßigkeit

In der modernen Berufswelt gerät es gerne in Vergessenheit, dass der Mensch eigentlich ein Gewohnheitstier ist. Der menschliche Körper funktioniert dann am besten, wenn er einen regelmäßigen Tagesablauf hat. Das heißt natürlich nicht, dass Du nicht auch einmal abends länger feiern oder am Sonntag länger im Bett bleiben darfst. Wenn Du Deinen Stoffwechsel ankurbeln willst, solltest du aber grundsätzlich darauf achten, dass Du einen festen Tagesablauf hast. Besonders wichtig ist das in Bezug auf Deine Ernährung. Regelmäßige Mahlzeiten und gesunde Zwischenmahlzeiten tragen dazu bei, dass Dein Blutzuckerspiegel niemals zu stark abfällt und Du auch keine Heißhungerattacken verspürst. So kannst Du Deinen Stoffwechsel ankurbeln und ganz ohne Diät gesund abnehmen und Dein Traumgewicht erreichen.

Fazit: Stoffwechsel ankurbeln macht glücklich und gesund

Wenn Du abnehmen möchtest, ist natürlich die richtige Ernährung von großer Bedeutung. Leere Kohlehydrate und tierisches Fett solltest Du nach Möglichkeit meiden und stattdessen auf fettarmes Eiweiß insbesondere aus pflanzlichen Quellen sowie vitamin- und ballaststoffreiche Lebensmittel setzen. Aber die beste Diät oder eine Umstellung der Ernährung kann nicht richtig anschlagen, wenn Dein Körper nicht richtig funktioniert. Deshalb solltest Du Wege finden, wie Du Deinen Stoffwechsel ankurbeln kannst. Neben der Ernährung kommen dabei nicht nur zum Abnehmen vor allem Sport und Bewegung im Alltag in Frage. Aber auch die schönen Seiten des Lebens solltest Du nicht vernachlässigen, nur weil Du abnehmen willst. Regelmäßige Entspannung kann nicht nur den Stoffwechsel ankurbeln, sondern sorgt auch für gute Laune und für die nötige Energie, um wirkungsvoll abnehmen und das erreichte Wunschgewicht halten zu können.

Bauchfett verlieren - mit Konsequenz und Strategie geht das!

Bauchfett ist nicht nur lästig, es ist auch besonders ungesund. Andererseits ist aber innerhalb einer Diät das Bauchfett am treuesten, denn es verschwindet nur langsam, nicht immer komplett und zudem erst dann, wenn das andere Fett schon weitgehend verschwunden ist. Was also tun, damit auch das störende Bauchfett beim Abnehmen endlich verschwindet? Nachfolgend einige Tipps.

Sport ist der erste Schritt, um Bauchfett verlieren zu können

Sport bedeutet beim Abnehmen nicht nur, gesund abnehmen zu können. Es hilft auch, dass sich das Bauchfett deutlich reduziert. Dazu musst Du nicht einmal ins Fitnessstudio gehen, wenn Du den Gewichtsverlust umsetzen willst und dabei gleichzeitig das Bauchfett verlieren willst. Auch ist es nicht erforderlich, dass Du nun zum Leistungssportler mutierst. Experten sagen, dass es bereits ausreichend ist, wenn Du Dich am Tag 30 Minuten konsequent neben der Diät bewegst und dazu auch gezielte Bauchübungen umsetzt. Das Bauchfett kannst Du schon mit ganz simplen Übungen für den Bauch reduzieren und Du musst Dir dafür auch keine teuren Geräte anschaffen. Wenn Du doch lieber mit Geräten trainierst, sind die schon günstig im Fachhandel erhältlich. Ausdauersport wie Joggen, kombiniert mit den gezielten Bauchübungen, verhilft Dir zum Gewichtsverlust und lässt Dich gleichzeitig gezielt Bauchfett verlieren. Studien haben belegt, dass es zum Bauchfett verlieren sinnvoller ist, Ausdauersportarten zu betreiben als auf Kraftsport mit Gewichten zu setzen. Beim Ausdauersport werden bis zu 67 Prozent mehr Kalorien benötigt und dieser Kalorienabbau ist gleichzeitig zum Bauchfett verlieren sehr sinnvoll. Neben der Tatsache, dass Du mit dem Sport das Bauchfett verlieren kannst, erhöhst Du so auch Deinen Muskelanteil im Körper. Das wiederum erhöht den Grundumsatz und Du kannst einfach mehr essen, ohne dass Du zunimmst.

Allein mit ein paar Bauchübungen und regelmäßigem Ausdauersport wirst Du Dein Ziel, Bauchfett verlieren zu können, aber nicht erreichen. Gesund abnehmen bedeutet auch, dass Du Deine Ernährung nachhaltig veränderst.

Crash Diäten solltest Du vermeiden

Setzt Du eine Crash Diät um, damit Du Dein Körperfett reduzierst und speziell das Bauchfett verlieren kannst, dann wirst Du feststellen, dass Du zunächst sehr schnell an Gewicht verlierst. Mit der Crash Diät verlierst Du zunächst viel Flüssigkeit, erst dann, wenn Du sie länger anwendest, wird dann das Körperfett reduziert. Da der Körper aber letztlich auf den Sparmodus umschaltet, wird er sofort, wenn Du wieder normal isst, auch den Jojo-Effekt entwickeln und Du nimmst möglicherweise sogar mehr an Gewicht zu, als Du zuvor verloren hast. Das Bauchfett verlieren und gesund abnehmen geht anders. Gesund abnehmen und Bauchfett verlieren lässt sich so langfrisitg nicht und der Gewichtsverlust ist damit nur kurz gegeben.

Zum Abnehmen musst Du einfach weniger Kalorien zu Dir nehmen, als Du über den gesamten Tag verbrauchen kannst. Dabei solltest Du, um Bauchfett verlieren zu können, auf eine sehr abwechslungsreiche Ernährung setzen. Gesund abnehmen heißt, mit wenig Fett, gesunden Kohlenhydraten und einer gesunden nährstoff- und vitaminreichen Ernährung das gesund Abnehmen umzusetzen.

Kohlenhydrate und Ballaststoffe sind zum Bauchfett verlieren wichtig

Wichtig für das Bauchfett verlieren ist auch, dass Du gesunde und gute Kohlenhydrate zu Dir nimmst und dass in Deiner Ernährung reichlich Ballaststoffe enthalten sind. Auf Weißmehl und Kohlenhydrate, die aus Fast Food oder Süßigkeiten und Weißbrot entstammen, solltest Du verzichten. Fettarme Proteine dagegen unterstützen nicht nur Deinen Plan, Bauchfett verlieren zu wollen. Sie sorgen auch dafür, dass Dein Muskelwachstum unterstützt wird. Dass mehr Muskeln auch gut für den Erhalt des Gewichtes sind, weißt Du ja schon. Wenn Du Dir Deinen Ernährungsplan für die Fettreduzierung Deines Körpers und speziell zum Bauchfett verlieren selbst zusammenstellst, solltest Du die Menge von 120 Gramm täglich als Frau bis maximal 160 Gramm Kohlenhydraten als Mann nicht überschreiten. Beziehst Du die Kohlenhydrate aus hochwertigen Quellen wie Vollkornprodukten, dann wirst Du zudem schneller satt und bekommst keine Heißhungerattacken. Gesunde Kohlenhydrate lassen den Blutzuckerspiegel nur sachte ansteigen und er fällt auch wieder langsam ab, was den Effekt der Diät unterstützt.

Scharfe Gewürzen helfen beim Bauchfett verlieren

Wenn Du Deine Mahlzeiten etwas schärfer mit Chili oder Pfeffer würzt, kannst Du Dein Ziel, Bauchfett verlieren zu können schneller erreichen. Auch den Gewichtsverlust insgesamt kannst Du so beschleunigen. Natürlich sollte das nur in Maßen geschehen und die Mahlzeiten nicht zugunsten des Gewichtsverlustes fast ungenießbar machen. Wissenschaftler haben allerdings herausgefunden, dass Du das Abnehmen mit den scharfen Gewürzen fördern kannst, denn diese Gewürze enthalten Wirkstoffe, die Deine Körpertemperatur erhöhen und damit helfen, Bauchfett verlieren zu können. Auch mit grünem Tee und Ingwertee kannst Du diesen Effekt erreichen und gleichzeitig gesund abnehmen und Deinen Flüssigkeitsbedarf decken.

Frühstücken beim gesund Abnehmen ist wichtig

Wenn Du ernsthaft Bauchfett verlieren möchtest und deshalb auch Deine Ernährung umstellst, solltest Du daran denken, dass ein regelmäßiges Frühstück dabei hilft. Zum gesund abnehmen und Bauchfett verlieren musst Du konsequent in Deiner Ernährung sein. Lässt Du das Frühstück beim Abnehmen ausfallen, wirst Du im Laufe des Morgens bis mittags Heißhunger bekommen. Da Du dann sehr wahrscheinlich mehr als geplant essen wirst und vielleicht auf Snacks zurück greift, die Deinen Gewichtsverlust verhindern, solltest Du unbedingt frühstücken. Mit einem Frühstück kannst Du auch deshalb Bauchfett verlieren, weil Du die Energiespeicher, die über Nacht geleert wurden, mit hochwertigen Lebensmitteln wie Vollkornbrot oder Müsli auffüllst und damit Deinen Stoffwechsel anregst.

Genug Schlaf bekommen.

Schlechter Schlaf kann zur Insulinresistenz beitragen und gleichzeitig Hormone wie Ghrelin und Leptin beeinflussen, die fettregulierend wirken. Sie wissen bereits, dass ausreichender Schlaf ein wichtiger Teil eines gesunden Lebensstils ist. Es kann den Zustand Ihrer körperlichen und geistigen Gesundheit stark beeinflussen. Sie wundern sich vielleicht, aber ein guter Schlaf kann Ihnen helfen, Gewicht effektiv zu verlieren. Vielleicht, Studien zeigen, dass das Erhalten von angemessenem Schlaf das wichtigste Ding sein kann, wenn es darum geht, Ihren Traumkörper zu erreichen. Es ist genauso effektiv wie gesund essen und trainieren. Die gute Nachricht ist, dass im Gegensatz zu anderen Gewichtsverlust Pläne, die extreme Kalorienrestriktion oder kräftige Fitness-Regime empfehlen, können Sie Ihr Bauchfett verlieren, ohne irgendeine von diesen zu tun, sobald Sie beginnen, die Menge an Schlaf Ihren Körper braucht.Es scheint Ihr Ziel, Gewicht zu verlieren ist unmöglich, wenn Sie nicht schlafen können. Wie ist es gewollt? Während Sie schlafen, führt Ihr Körper verschiedene Arten von wesentlichen Funktionen durch, einschließlich derjenigen, die möglicherweise Ihr Gewicht beeinflussen. Wenn Sie ernsthaft versuchen, schlank zu werden oder sich zu formen, ist es genauso wichtig wie das Schwitzen im Fitnessstudio, ins Bett zu gehen und genug Schlummer zu bekommen. Hier sind drei Hauptgründe, warum mehr Schlaf ist die beste und einfachste Methode, um Gewicht zu verlieren.

Schlafmangel erhöht den Appetit

Studien zeigen, dass schlechter Schlaf die Freisetzung von zwei wichtigen Hungerhormonen - Ghrelin und Leptin - beeinflussen kann. Dein Körper macht mehr Ghrelin und weniger Leptin, wenn du nicht ausreichend schläfst, deinen Appetit erhöhst und dich hungrig lässt. Während Ghrelin den Appetit anregt, hilft Leptin Hunger zu unterdrücken und Fülle im Gehirn zu signalisieren. Daher kann schlechter Schlaf Ihren Appetit erhöhen und Sie mehr essen lassen aufgrund seiner Wirkung auf diese Hormone, die Hunger und Fülle kontrollieren.

Schlechter Schlaf erhöht Ihre Kalorienzufuhr

Forscher sagen, dass Menschen, die nicht genug Schlaf bekommen neigen dazu, mehr Kalorien zu essen sowie ungesunde Lebensmittel Auswahl. Laut einer Studie fraßen Teilnehmer, die nur vier Stunden schlafen durften, am folgenden Tag im Durchschnitt 559 Kalorien mehr, verglichen mit acht Stunden Schlaf. Neben der zunehmenden Kalorienzufuhr kann Schlafmangel auch dazu führen, dass Sie sich nachts nach dem Essen sehnen, was für Ihr Gewicht schlecht ist.

Guter Schlaf fördert den Fettabbau

Das mag unglaublich klingen, aber Menschen, die unter Schlafentzug leiden, haben eine Verringerung des Fettverlusts im Vergleich zu anderen, die eine gute Menge Schlaf bekommen. Dies bedeutet, dass Sie nicht so viel Fett wie andere Diätetiker fallen lassen, selbst wenn Sie die gleichen Nahrungsmittel essen, die sie verbrauchen, wenn Sie nicht den Schlaf bekommen, den Ihr Körper braucht. Eine von der University of Chicago durchgeführte Studie ergab, dass gut ausgeruhte Menschen (achteinhalb Stunden pro Nacht) im Vergleich zu müden Teilnehmern mehr Fett verloren (nur fünfeinhalb Stunden) - obwohl beide Gruppen etwa sechseinhalb verloren haben Pfund.

Stress reduzieren.

Ständiger Stress treibt dein Gehirn dazu, zu schwächen und deinen Bauch zu wachsen. Hohe Cortisolspiegel können Ihren Cholesterinspiegel und Ihren Blutzuckerspiegel erhöhen und können Depressionen und Demenz verursachen, oder sie können den Aufbau von Bauchfett fördern. Als Konsequenz haben Sie Heißhunger. Es ist wichtig, dass Sie verstehen, wie Stress Bauchfett verursacht und wie man sie kontrolliert.

Unkontrollierbares Essen

Eine der größten Nebenwirkungen von Stress ist der Verzehr von mehr Nahrung. Es ist jedes Mal bewiesen, wenn Sie von einem anstrengenden Tag bei der Arbeit nach Hause kommen und mit dem Drang zu essen konsumiert werden.Dieser Drang zu essen wird durch einen Überschuss an Cortisol verursacht.Wenn Sie einen wenig stressigen Tag haben, haben Ihre Cortisolspiegel eine regelmäßige Ebbe und fließen. Am Morgen sind die Cortisolspiegel höher, um Sie aus dem Bett zu holen. Sobald Sie frühstücken, wird der Cortisolspiegel halbiert. Während des restlichen Tages sinkt der Cortisolspiegel Ihres Körpers mit einigen Spitzen zum Mittag- und Abendessen. Durch regelmäßige, gesunde Mahlzeiten während des Tages werden die Cortisolspiegel niedrig genug sein, um Ihnen zu erlauben, zu schlafen. Wenn Sie ein stressbelastetes Leben führen, ändern sich die Dinge. Wenn Sie in einem konstanten Stresszustand sind, sind diese Cortisolspiegel nicht in der Lage, sich selbst zu reduzieren, was zu einem Verlangen nach Essen führt. Darüber hinaus kann Stress die Fähigkeit Ihres Gehirns reduzieren, Ihren Hunger zu kontrollieren. Daher können Sie große Mengen von Lebensmitteln verbrauchen, ohne es zu bemerken. Im Wesentlichen sind Sie Essattacken auf einer unterbewussten Ebene. Die überschüssigen Kalorien von all dem Essen müssen nirgendwohin gehen, also werden sie im Bauchbereich gespeichert.

Wie Sie die Kontrolle übernehmen: Das Beste, was Sie tun können, um übermäßiges Essen zu vermeiden, ist regelmäßig zu essen. Ziel ist es, alle zwei bis vier Stunden zu essen, um den Cortisol-Spiegel aufgrund der fehlenden Nahrungsaufnahme nicht zu verdicken. Ihre Mahlzeiten müssen eine Balance von hochwertigen Proteinen Fisch, Eier, mageres Rindfleisch und Huhn enthalten), Gemüse und gesunde Fette (Avocados, Nüsse, Olivenöl und Samen), um Ihren Blutzuckerspiegel zu kontrollieren, während Sie Ihren Appetit behalten prüfen.

Rational Essen Entscheidungen nicht möglich

Der Teil Ihres Gehirns, der Ihnen hilft, sich auf Ihre Ziele zu konzentrieren, wird reduziert, während das Verlangen nach genussvoller Nahrung steigt, wenn Ihr Kortisolspiegel hoch ist. Essen qualitativ hochwertige Proteine und Gemüse kann Ihre Absicht sein, aber stattdessen werden Sie für die Backwaren oder stark verarbeiteten Lebensmitteln, um diese Gelüste zu unterdrücken, wenn Sie gestresst sind zu erreichen. Ihr Körper weiß, dass die High-Carb-Lebensmittel Cortisol Ebenen durch Freisetzung zu reduzieren helfen Insulin. Diese kohlenhydratreiche Nahrung zerfällt schnell in Blutzucker, der das Insulin freisetzt. Das Insulin fängt dann an, dem Cortisol entgegenzuwirken, wodurch Ihr Stress reduziert wird. Im Wesentlichen ist das Verlangen nach Kohlenhydraten der natürliche Schutz Ihres Körpers vor hohen Cortisolspiegeln. Wenn Sie stark gestresst sind, geben Sie Ihren Gelüsten öfter nach, als Sie sollten. Dies führt dazu, dass große Mengen an Insulin freigesetzt werden. Wenn überschüssiges Insulin und Cortisol zusammen freigesetzt werden, bilden sie Lipoproteinlipase (LPL), die ein fettspeicherndes Enzym ist. Je mehr von diesem Enzym Sie haben, desto mehr Bauchfett wird gespeichert. Diese extremen Cortisolspiegel verursachen auch Schäden an den Zellen und verringern so ihre Insulinempfindlichkeit. Wenn Ihr Körper beginnt, Insulin zu widerstehen, werden Leptin und Ghrelin (die Hungerhormone) aus dem Gleichgewicht gebracht - Ihr Gehirn ist nicht mehr genau zu erkennen, wenn Sie satt sind und Sie nicht mehr in der Lage sind, die Menge Ihrer Nahrung zu kontrollieren.

Wie man die Kontrolle übernimmt: Sie können die Kontrolle über Ihr Verlangen übernehmen. Anstatt zu warten, bis Sie "hungern" zu essen, essen Sie, bevor Sie diesen Punkt erreichen. Dies beinhaltet die Planung. Sie müssen wissen, was Sie essen werden und wann Sie es essen werden. Vielleicht möchten Sie sogar Ihre Snacks im Voraus vorbereiten, damit sie leichter das Junkfood greifen können. Jeden Tag werden Studien durchgeführt, die dieses Phänomen erforschen. Vorbereitung und Planung hat bewiesen, um Bauchfettaufbau zu reduzieren.

Chronische Entzündung und Insulinresistenz

Eine der gefährlicheren Nebenwirkungen von Bauchfett ist chronische Entzündung. Es ist kompliziert zu verstehen und schwer zu erkennen. Sie sehen die Ergebnisse einer chronischen Entzündung nicht immer äußerlich, weil sie in Ihrem Körper auftritt. Dies macht es zu einer gefährlichen Komplikation des Bauchfetts. Sehr niedriges Lipoprotein (VLDL) ist eine Fettsäure, die aus Fettzellen freigesetzt wird, wenn Cortisol- und Insulinspiegel hoch sind. VLDL wird als Fett im Bauchbereich gespeichert, aber auf seinem Weg, dort beschädigt es anderes Gewebe in Ihrem Körper, während es reist. Während die VLDL durch Ihren Körper reist, der Schaden verursacht, ist Ihr Bauchfett metabolisch aktiv und Adipokine freigebend. Diese Adipokine verursachen auch Schäden, indem sie das Stresssystem Ihres Körpers stören. Sie erhöhen auch das Risiko von Herzerkrankungen und Schlaganfällen aufgrund der negativen Auswirkungen auf das Gefäßsystem und den Blutdruck. Die Kombination dieser beiden Verbindungen in Ihrem Körper sendet eine Nachricht an Ihr Gehirn, dass es noch mehr Cortisol freisetzen muss. Wenn Sie die Kontrolle nicht wieder übernehmen, wird der Zyklus von mehr Cortisol, erhöhter Insulinresistenz und dem Aufbau von mehr Bauchfett fortgesetzt.

Wie Sie die Kontrolle übernehmen: Es gibt zwei Möglichkeiten, wie Sie Ihre Kontrolle wiedergewinnen können - durch Ihre Ernährung und durch das Schaffen von Stressbewältigungsgewohnheiten. Kontrollieren Sie Ihre Ernährung - Es gibt viele Supernahrungsmittel, die Antioxidantien enthalten. Ihr Körper benötigt Antioxidantien, um Entzündungen zu reduzieren. Lebensmittel wie Kaffee, grüner Tee, dunkle Schokolade, Avocados, Beeren, eine Vielzahl von farbigen Gemüse, Blattgemüse, Fisch und Hülsenfrüchte helfen alle Bauchfett zu bekämpfen. Ernährungsberater im Fitnesscenter Elevation Fitness Burleigh Heads können Ihnen helfen, einen Ernährungsplan zu erstellen, der zu Ihrem Lebensstil passt. Fragen Sie deshalb an der Rezeption nach.

Überwachen Sie Alkohol.

Alkohol ist sehr kalorienreich. Es kann Ihrem Körper viel schaden. 72.000 Kalorien pro Jahr, was 20 zusätzliche Pfund pro Jahr bedeutet. Es ist wichtig zu wissen, dass Alkohol Bauchfett auf folgende Weise beeinflussen.

Alkohol liefert fast doppelt so viele Kalorien wie Protein und Kohlenhydrate. Bei sieben Kalorien pro Gramm liefert Alkohol fast doppelt so viel wie Eiweiß und Kohlenhydrate. In der Tat hat Alkohol nur zwei Kalorien weniger als Fett, das neun pro Gramm hat. Es muss auch daran erinnert werden, dass die Kalorien in Alkohol die Nährstoffe für einen gesunden Stoffwechsel fehlt und daher Fettspeicher beschleunigen. Die Kalorien in einem durchschnittlichen alkoholischen Getränk gefunden sind ziemlich konzentriert im Vergleich zu vielen Lebensmitteln, und dies verursacht tatsächlich eine unbeabsichtigte Aufnahme viel mehr Kalorien als sonst verbraucht würden. Alkohol ist ziemlich trügerisch, weil es schnell durch das System geht, oft bevor der Trinker sich der Anzahl der Getränke bewusst ist, die er hatte. Alkoholische Getränke enthalten auch Kalorien aus anderen Quellen, die zur Gesamtkalorienaufnahme beitragen. Bestimmte Cocktails enthalten zum Beispiel Fette. Wein und Bier haben beide einen hohen Kohlenhydratgehalt. Obwohl die Auswirkungen dieser verschiedenen Kalorienarten auf den Körper unterschiedlich sind - Kohlenhydrate geben Insulin frei, das die Fettspeicherung beschleunigen kann, während Fette direkt in den Fettzellen gespeichert werden - das Gesamtergebnis ist Körperfett. Ein Beispiel dafür, wie viele Kalorien es können leicht konsumiert werden kann mit einem kleinen Glas Wein gesehen werden: ein 5-Unzen-Glas Wein wird in der Regel 110 Kalorien enthalten, von denen 91 aus dem Alkohol selbst kommen (13 Gramm), mit den restlichen fünf Gramm aus Kohlenhydraten.Beer enthält mehr Kohlenhydrate (obwohl viele der "Lite" -Biere einen Kohlenhydratgehalt haben, der einem Glas Wein ähnlich ist) und weniger Alkohol als Wein, wird aber aufgrund seines höheren Energiegehalts als mästet angesehen.

Alkohol erhöht Appetit

Kurz angesprochen in Punkt zwei, kann Alkohol den Appetit steigern, was die Kombination von Alkohol und einer Mastmahlzeit umso schlimmer macht. Eine kanadische Studie zeigte, dass der vor einer Mahlzeit konsumierte Alkohol die Kalorienzufuhr in viel stärkerem Maße erhöhte als ein Kohlenhydratgetränk. Auch Forscher der dänischen Veterinär- und Landwirtschaftsuniversität zeigten, dass, wenn eine Gruppe von Männern eine Mahlzeit zu sich nahm und sie so viel essen durfte, wie sie wollten, Alkohol statt eines Erfrischungsgetränks die Menge der konsumierten Nahrung erhöhen würde.

Alkohol löst die Hemmungen

Während des Trinkens werden die Leute normalerweise nicht aufhören, den Einfluss von Alkohol auf ihren Körper zu berücksichtigen; Das ist der Einfluss von Alkohol auf die Lockerung der Hemmungen. Das Ergebnis dieses entspannten Denkens könnte mehr Kalorienverbrauch und zusätzliche Körperfettgewinne bedeuten. Jene, die trinken, können auch mehr von den falschen Arten von Essen essen, ohne an die Folgen zu denken. Alkohol neigt dazu, eine appetitanregende Wirkung zu haben, da es nur wenig Nahrung liefert und ein Verlangen nach anderen Nahrungsmitteln zum Zeitpunkt des Verzehrs zurücklässt. Fügen Sie das der Tatsache hinzu, dass fettige und salzige Nahrungsmittel dazu neigen, die meisten Gelegenheiten zu begleiten, die sich mit Alkohol (sowie Alkohol, der wirklich Appetit für diese Arten von Essen anregt), und der allgemeinen Lockerung der Entschlossenheit, die mit einer betrunkenen Denkweise geht, beschäftigen, und Sie haben Rezept für überschüssigen Fettzuwachs. Es hat sich auch gezeigt, dass Alkohol die Motivation beeinflusst, so dass eine gesunde Ernährung während der Anwendung schwieriger bleibt.

Das Abendessen sollte leicht und eiweißreich ausfallen

Geht es an Dein Abendessen, dann solltest Du mit Maß und Plan essen. Das Abendessen sollte möglichst eiweißreich ausfallen, denn Eiweiß kurbelt auch nachts Deinen Stoffwechsel an und lässt Dich gesund abnehmen über Nacht. Dazu bewirkt das Eiweiß auch, dass die Fettreserven über Nacht reduziert werden und dass Du somit einfacher Bauchfett verlieren kannst. Dazu sollte die Abendmahlzeit auch möglichst leicht ausfallen und nicht später als maximal zwei Stunden vor dem Schlafengehen stattfinden. So hast Du einen besseren und ruhigeren Schlaf. Wenig Schlaf und wenig erholsamer Schlaf dagegen sorgen am Tag für Hunger und ständigen Appetit, wie Fachleute herausgefunden haben. Hast Du also einen schlechten Schlaf, dafür am Tag viel Appetit und Hunger, fällt Dir die gesunde Ernährung viel schwerer. Das wiederum verhindert Dein wichtiges Ziel, das Bauchfett verlieren zu können, mehr oder weniger stark.

Mit diesen Tipps und etwas Ausdauer wirst Du Dein Bauchfett verlieren!

Was Du beim Beckenbodentraining in der Schwangerschaft beachten solltest

Beckenbodentraining in der Schwangerschaft - Was Du beim Beckenbodentraining in der Schwangerschaft beachten solltest

Schwangerschaft und Geburt dehnen die Muskeln des Beckenbodens - die Muskeln, die die Blase geschlossen halten. Geschwächte Beckenbodenmuskulatur kann nicht verhindern, dass Deine Blase undicht wird. Diese undichte Stelle tritt meistens auf, wenn Du hustet, niest, hebst oder trainierst. Ein Beckenbodentraining in der Schwangerschaft hilft gegen die unangenehmen Beschwerden. Hier erfährst Du mehr zum Beckenbodentraining in der Schwangerschaft, zum Abnehmen nach der Schwangerschaft, einer Diät und dazu, wie Du mit einem Beckenbodentraining in der Schwangerschaft gesund abnehmen kannst und warum gesund Abnehmen wichtig ist.

Erfahre hier mehr über die Themen Beckenbodentraining und gesund abnehmen:

- warum Beckenbodentraining in der Schwangerschaft wichtig ist

- was Dir Beckenbodentraining in der Schwangerschaft bringt

- warum Beckenbodentraining auch nach der Schwangerschaft hilft

- was passiert, wenn du auf Beckenbodentraining verzichtest

- wie Du das Beckenbodentraining mit einer Diät ergänzen und Du gesund abnehmen kannst

- welche Fehler du beim Beckenbodentraining vermeiden solltest

- warum gesund abnehmen und Beckenbodentraining Hand in Hand gehen

- warum Trinken beim Abnehmen und gesund abnehmen wichtig ist

- wie Frauen nach dem Baby abnehmen bzw. gesund abnehmen

- wie Du mit einfachen Übungen abnehmen bzw. gesund abnehmen kannst

Beckenbodentraining - Warum Beckenbodentraining in der Schwangerschaft wichtig ist - auch zum Abnehmen

Beckenbodentraining in der Schwangerschaft: Die Beckenbodenmuskulatur umschließt und unterstützt alle Organe des Beckens - die Gebärmutter, den Darm und die Blase. Du kannst herausfinden, wo die Beckenbodenmuskulatur ist und wie du sie beim nächsten Mal kontrollierst, wenn Du zur Toilette gehst. Versuche als Beckenbodentraining, den Fluss kurzzeitig zu stoppen. Die Muskeln, die Du dazu benutzt, sind Deine Beckenbodenmuskeln. Ein effizientes Beckenbodentraining, besonders das Beckenbodentraining in der Schwangerschaft, stärkt diese Muskeln. Das Beckenbodentraining in der Schwangerschaft bzw. das Beckenbodentraining generell trägt auch dazu bei, dass Du Dich nach der Geburt schneller erholst und mit einer Diät gesund abnehmen kannst.

Was ohne Beckenbodentraining in der Schwangerschaft passiert

Warum solltest Du auf ein Beckenbodentraining in der Schwangerschaft achten? Ein schwacher Beckenboden macht es für Dich schwieriger, die Muskeln (Schließmuskeln) am unteren Ende Deiner Blase zusammenzudrücken, um zu verhindern, dass der Urin entweichen kann. Du kannst feststellen, dass du versehentlich ein wenig Urin verlierst, wenn du hustest, niest oder trainierst - eine Indikation für ein Beckenbodentraining in der Schwangerschaft. Die Beckenbodenmuskulatur ist nicht immer gedehnt und geschwächt. Abnehmen bzw. gesund abnehmen helfen.

Beckenbodentraining in der Schwangerschaft - Den Beckenboden beim Beckenbodentraining entspannen

Genauso wichtig ist es, zu lernen, wie man den Beckenboden entspannt, wie man ihn strafft. Wenn der Kopf Deines Babys während der zweiten Wehenphase "krönt", müssen sich die Muskeln entspannen. Einige Hebammen glauben, dass Beckenbodentraining in der Schwangerschaft bzw. das Beckenbodentraining generell in diesem Stadium helfen kann, Risse oder Dammschnitt zu vermeiden. Auch wenn sich Deine Muskeln nicht richtig entspannen können, werden sie schneller ermüden. Nachdem Du Deine Beckenbodenmuskulatur gestrafft hast, stelle sicher, dass Du sie vollständig entspannst, bevor Du sie wieder straffst.

Andere Dinge, die Dir helfen, Deinen Beckenboden mit einem Beckenbodentraining zu schützen:

- Nimm Dir Zeit, Dich nach der Geburt zu erholen

- Pflege Deinen Beckenboden im Jahr nach der Geburt.

- Mit einer Diät gesund abnehmen nach der Schwangerschaft ist ebenso wichtig.

Beckenbodentraining in der Schwangerschaft - Eine Diät zum gesund Abnehmen nach der Schwangerschaft

Wie kannst Du gesund abnehmen? Warum ist gesund Abnehmen wichtig? Und was hat gesund Abnehmen mit Beckenbodentraning zu tun? Diät und gesund Abnehmen sind auch nach einer Schwangerschaft relevant. Das Verdauungssystem ist Teil des Körpers. So ist es sinnvoll, dass das, was Du tust, was Du isst und wie aktiv Du bist, sich sowohl in Deiner Gesundheit des Verdauungssystems als auch in Deiner allgemeinen Gesundheit widerspiegelt. Was Du isst und trinkst, wie viel und selbst wenn Du konsumierst, kann die Inkontinenz dramatisch beeinträchtigen. Eine Diät ist also sinnvoll.

Beckenbodentraining in der Schwangerschaft - Werden die Muskeln im Beckenboden von selbst stärker?

Nein. Du musst Deinen Beckenbodenmuskeln helfen, wieder stark zu werden. Wenn Du die Muskeln beim Beckenbodentraining in der Schwangerschaft nicht kräftig genug trainierst, neigen die Muskeln dazu, mit zunehmendem Alter zu schwächen.

Wie kann ich mit einem Beckenbodentraining verhindern, dass mir das passiert?

Hier einige Übungen, die Du als Beckenbodentraining in der Schwangerschaft durchführen kannst und die Dir als Fitnesseinheit auch bei Abnehmen und Diät, besonders dem gesund Abnehmen oder einer Diät nach der Schwangerschaft helfen:

- Drücke und halte immer Deinen Beckenbodenmuskel, bevor Du niest, hustet oder hebst.

- Gehe nicht auf die Toilette, nur für den Fall der Fälle" - das trainiert die Blase, sich öfter entleeren zu wollen.

- Leere Deine Blase vollständig, wenn Du zur Toilette gehst.

- Durch reichlich Trinken von Flüssigkeiten (vorzugsweise Wasser) und ballaststoffreichen Lebensmitteln kann Verstopfung beim Beckenbodentraining vermieden werden - wichtig zum gesund Abnehmen.

- Hüpfübungen sind als Beckenbodentraining nicht geeignet.

Damit diese Muskeln gut funktionieren, mache das Beckenbodentraining, insbesondere das Beckenbodentraining in der Schwangerschaft zu einem Teil Deiner Routine für den Rest Deines Lebens. Du kannst mit dem Beckenbodentraining während der Schwangerschaft beginnen und nach der Geburt fortfahren.

- Für das Beckenbodentraining im Sitzen und leicht nach vorne lehnen mit geradem Rücken.

- Drücke und hebe die Muskeln beim Beckenbodentraining in der Schwangerschaft an, als ob Du versuchst, den Urin zu stoppen.

- Halte beim Beckenbodentraining in der Schwangerschaft nun weiter an, während Du bis 8 zählst; entspanne Dich für 8 Sekunden.

- Wiederhole das Beckenbodentraining bzw. das Beckenbodentraining in der Schwangerschaft dreimal hintereinander.

Mit einer Diät nach der Schwangerschaft gesund abnehmen - Erganzung für das Beckenbodentraining in der Schwangerschaft

Zwar gibt es keine "Diät" zum Abnehmen, um Inkontinenz zu heilen, aber das, was Du konsumierst, kann einen tiefgreifenden Einfluss auf Deine Entleerungsmuster haben. Es gibt Symptome, die Du vielleicht durch eine Änderung der Ernährung bewältigen kannst. Du kannst ein Blasentagebuch vervollständigen und deine Nahrungs- und Flüssigkeitsaufnahme überwachen, um zu sehen, ob Du in der Lage bist, irgendeine Beziehung zwischen Deiner Einnahme und dem Wasserlassen zu finden. Bitte denk daran, dass bestimmte "natürliche" oder "energetische" Nahrungsergänzungsmittel auch Inhaltsstoffe enthalten können, die die Blase reizen. Achte zum Abnehmen auf eine ausgeglichene Ernährung, nutze das Beckenbodentraining in der Schwangerschaft, versuche nicht zu viel auf einmal abnehmen zu wollen, setze Dir Ziele für die Diät nach der Schwangerschaft, damit Du gesund abnehmen kannst.

Gesund abnehmen nach der Geburt des Babys

Es sind schon einige Monate vergangen, seit Du Dein Baby geboren hast und Du hast noch immer nicht Dein altes Gewicht wieder zurück? Vielleicht bist Du deshalb auch schon frustriert, denn die Models und Promi-Frauen, von denen Du liest, haben sehr schnell nach der Geburt wieder zur ihrer alten Figur zurück gefunden. Lass Dich nicht von diesen falschen Vorbildern irritieren. Zum einen müssen diese Frauen schon aus beruflichen Gründen schnellstens wieder zur Form finden. Zum anderen tun sie dies oftmals mit extremen Mitteln - und diese schnelle Gewichtsabnahme ist keinesfalls positiv für den Körper. Auch Du findest wieder zur alten Figur.

Es sind vielleicht schon einige Monate ins Land gezogen, seit Dein Baby geboren ist, von der Figur durch Abnehmen nach der Schwangerschaft bist Du aber noch weit entfernt. Mach Dir darum keine Sorgen, denn Abnehmen nach der Schwangerschaft dauert seine Zeit und Du solltest gesund abnehmen. Mach Dir keine Sorgen - auch bei Dir klappt das Abnehmen und gerade das Abnehmen nach der Schwangerschaft braucht seine Zeit.

Nimm Dir keine falschen Vorbilder beim Abnehmen nach der Schwangerschaft

Abnehmen nach der Schwangerschaft und gerade das Abnehmen ohne Sport wegen Zeitmangel benötigt seine Zeit und wenn Du Models als Vorbild beim Abnehmen nimmst, dann gehen diese aus beruflichen Gründen nicht immer den Weg, gesund abnehmen zu wollen. Gerade dann, wenn Du durch das Baby stark eingespannt bist und Abnehmen ohne Sport umsetzen musst, weil Du nicht die Babysitter zur Verfügung hast wie die Promi-Mamas, solltest Du gnädig mit Dir sein beim Abnehmen nach der Schwangerschaft.

13 kg oder mehr aus der vorhergehenden Schwangerschaft solltest du unbedingt gesund abnehmen

Mindestens 12 oder 13 kg nimmt jede Mutter bei der Schwangerschaft zu und die solltest Du gesund abnehmen. Die Kilos kannst Du nicht von allein abnehmen. Bedenken solltest Du, dass Du nach der Schwangerschaft ein kleines Fettpolster benötigst, damit gerade beim Stillen Du und das Baby optimal mit Nährstoffen versorgt sind. Auch ohne Stillen solltest Du gesund abnehmen, denn ansonsten stresst Du Dich und das Baby mit der Gewöhnung aneinander und dem gleichzeitigen strengen Abnehmen, weil Du nicht entspannt bist und unter Druck stehst.

Abnehmen ohne Sport nach der Geburt

Abnehmen ohne Sport funktioniert gleich nach der Geburt, denn durch das Baby, das Fruchtwasser und das Blut wirst Du sofort nach der Geburt rund sechs Kilogramm leichter sein. Die restlichen Pfunde wirst Du dann nach und nach abnehmen, wenn Du ein wenig auf Dich achtest. Abnehmen ohne Sport geht übrigens auch, dauert nur etwas länger.

Abnehmen nach der Schwangerschaft soll naturgemäß länger dauern

Die Natur hat es gut eingerichtet, dass das Abnehmen nach dem Baby langsamer verläuft. Die Notreserven sollen deshalb bestehen und Du sollst nicht zu viel abnehmen, weil die meisten Mamas stillen und das eine kräftezehrende Sache ist. So sind schon in den menschlichen Urzeiten Notreserven angelegt worden, damit das Verhungern von Mama und Baby weitestgehend vermieden wurde und die Natur hat das Abnehmen gerade nach der Schwangerschaft begründet schwieriger gemacht. Deshalb sind Deine Kilos nach der Schwangerschaft besonders treu und Du kannst sie nicht so einfach abnehmen - aber Du kannst sie längerfristig gesund abnehmen.

Stillen ist nicht nur gut für das Baby, auch zum Abnehmen nach der Schwangerschaft

Gesund abnehmen lässt sich durch das Stillen fördern. Der zusätzliche Kalorienbedarf liegt bei Mamas bei 400 bis 500 kcal - und das hilft, gesund abnehmen zu können und das Abnehmen ohne Sport umzusetzen. Gerade beim Stillen solltest Du gesund abnehmen, denn sonst fehlen Deinem Baby wichtige Nährstoffe. Dazu greift der Körper zur Versorgung des Babys bei Crash-Diäten Fettreserven an. Du wirst abnehmen, aber das Baby nimmt Schadstoffe über die Milch aus den Fettreserven auf und gesund abnehmen wird mit Crash-Diäten auch nicht möglich.

Abnehmen ohne Sport?

Gehst Du das Abnehmen entspannt an und willst gesund abnehmen, ohne übermäßig viel Sport zu treiben, solltest Du für das Abnehmen die Zeit der Schwangerschaft einplanen, nämlich neun Monate. So lange dauert das Abnehmen mindestens, bis Du Dein Vorher-Gewicht wieder erlangt hast. Zu viel Sport schadet auch der Qualität der Muttermilch. Abnehmen ohne Sport oder mit mäßiger Bewegung ist besser für das Baby. Betrachte einfach Spaziergänge als sportliche Betätigung, die für Dich und das Baby gleichermaßen positiv sind und Dich beim Abnehmen nach der Schwangerschaft unterstützen.

Mach Dir keinen Stress beim Abnehmen nach der Schwangerschaft

Niemand erwartet von Dir, dass Du beim Abnehmen nach der Schwangerschaft Höchstleistungen bietest - das tust Du schon als frischgebackene Mama mit entsprechenden Höchstleistungen. Gesund abnehmen ist wichtiger und Du solltest die Zeit mit dem Baby genießen, auch wenn die Pfunde etwas stören.

Gesund abnehmen mit regelmäßigem Essen

Gesund abnehmen nach der Geburt heißt, dass Du trotz Babystress regelmäßig essen solltest. Schnelle Gerichte, die satt machen sind ideal. Plane Deine Mahlzeiten zum Abnehmen und iss lieber fünf kleinere Mahlzeiten, als mit Heißhunger eine große Mahlzeit zu verschlingen. Gesund abnehmen heißt, über den Tag verteilt zu essen.

Koche zum gesund Abnehmen möglichst selbst

Verzichte auf Fertiggerichte sowie Kuchen und Süßigkeiten beim Abnehmen, um eben gesund abnehmen zu können. Selbst kochen ist besser zum gesund abnehmen und bringt weniger Kalorien und mehr Nährstoffe. Mit gesundem selbst gekochtem Essen erleichterst Du Dir das Abnehmen nach der Schwangerschaft. Binde Deinen Partner beim gesund Abnehmen deshalb ruhig ein. Kocht gemeinsam vor für das Abnehmen nach der Schwangerschaft und friert Gerichte vorrätig ein.

Snack beim Abnehmen nach der Schwangerschaft nicht zwischendurch

Schokoriegel und Kuchen verhindern das Abnehmen nach der Schwangerschaft trotz Kalorienmehrbedarf durch Stillen. Lass das, wenn Du gesund abnehmen und gerade abnehmen ohne Sport möchtest. Gemüsesticks und Naturjoghurt sind gerade beim Abnehmen ohne Sport die bessere Snack-Lösung.

Bewegung auch beim Abnehmen ohne Sport

Auch wenn Du das Abnehmen ohne Sport betreiben willst, kannst Du Bewegung einplanen. Abnehmen ohne Sport kann auch bedeuten, viel mit dem Baby in höherer Geschwindigkeit Spazieren zu gehen oder einen Rückbildungskurs zu belegen, bei dem das Baby dabei sein kann. Abnehmen ohne Sport heißt nicht abnehmen ohne Bewegung. Beim älteren Baby kannst Du das Abnehmen nach der Schwangerschaft mit Deinem Partner bezüglich der Babybetreuung planen. Auch mit Fitness-DVDs kannst Du das Abnehmen ohne Sport gegen gemäßigte Aktivität eintauschen.

Viel Schlaf hilft beim Abnehmen nach der Schwangerschaft

Abnehmen nach der Schwangerschaft bedingt auch ausreichenden Schlaf. Wer müde ist, kann nicht abnehmen, denn die Müdigkeit verleitet zum Naschen und das ist gerade beim Abnehmen ohne Sport kontraproduktiv. Mit vielen Süßigkeiten wird Abnehmen nach der Schwangerschaft schwer. Halte keine Süßigkeitenvorräte, wenn Du das Abnehmen nach der Schwangerschaft umsetzt und sorge für ausreichenden Schlaf für das gesund Abnehmen. Nimm Dir beim Abnehmen nach der Schwangerschaft die Schlafzeiten des Babys zum Ausruhen. Beim Abnehmen nach der Schwangerschaft muss nicht auch noch der Haushalt perfekt aussehen.

Wann solltest Du mit dem Abnehmen nach der Schwangerschaft beginnen?

Für etwa sechs Wochen nach der Geburt solltest Du nicht über das Abnehmen nach der Schwangerschaft nachdenken und auch nicht Abnehmen ohne Sport oder mit überdenken. Du solltest nicht abnehmen, sondern Dich von der Geburt erholen, bevor Du über das gesund Abnehmen nachdenkst. Gesund abnehmen sollte erst nach der Eingewöhnungsphase mit dem Baby ein Thema werden. Fühlst Du Dich wieder fit, kannst Du über das Abnehmen nach der Schwangerschaftt nachdenken und das Abnehmen ohne Sport aber mit viel Bewegung und Rückbildung ins Auge fassen. Schnelle Spaziergänge unterstützen dann das Abnehmen ohne Sport.
Ich hoffe dieser Ratgeber über das Thema Abnehmen hat Dir gefallen. Ich wünsche Dir für deine Zukunft alles Gute und verbleibe mit den besten Grüßen.

Das Babygewicht zu verlieren: Die Wahrheit über das Ablegen von Pfund nach der Geburt
Viele Frauen fragen sich, wie lange es dauert, um das Babygewicht zu verlieren und auf einen Körper vor dem Baby zurückzukommen. Holen Sie sich die tatsächlichen Fakten darüber, wie der Körper zu Pfund nach der Geburt hält. Während viele von uns wünschen, wir könnten alle diese zusätzlichen Schwangerschaft Pfund in dem Moment mag Baby endlich kommt ankommt, ist die Tatsache, niemand (nicht einmal Promis!) Schnappt sich schnell zurück zu ihrem Vor-Baby-Körper so schnell.

Sie fragen sich, wie viel Gewicht Sie unmittelbar nach der Geburt und der Geburt verlieren können? Abhängig von der Größe Ihres Neugeborenen (in der Regel zwischen fünf und 10 Pfund) und genauem Gewicht Ihres Fruchtwassers und Plazenta (die Sie bei der Geburt liefern), können die meisten schwangeren Frauen bis zu 12 Pfund während der Geburt verlieren. Bedenkt man, dass Frauen mit einem durchschnittlichen Gewicht zwischen 25 und 35 Pfund in der Schwangerschaft gewinnen sollten, ist das ein guter Start! Woher kommt der Rest dieser Pfunde? Ihr Brustgewebe, Blutversorgung, Fettspeicher und vergrößerte Gebärmutter. In der Tat kann die Geburt Ihren Babybauch nicht sehr schrumpfen lassen - zumindest für die ersten sechs Wochen, bis Ihre Gebärmutter wieder auf ungefähr die Größe vor der Schwangerschaft zurückschrumpft.
Es gibt viele Dinge, die Sie tun können, um wieder in Form zu kommen. Aber es ist wirklich wichtig, sich eine Pause zu gönnen: Dein Körper hat gerade ein anderes Wesen geboren. Die Dinge bewegten sich, streckten sich und wuchsen, um das zu ermöglichen. Konzentriere dich nicht darauf, "deinen Körper zurück zu bekommen" (es ging tatsächlich nirgendwo hin!), Sondern darauf, ein gesundes, glückliches und - möglicherweise etwas anders geformtes - Du zu erschaffen.

Setzen Realistische Gewichtsverlust Ziele nach Baby

Nachdem Sie geliefert haben, werden Sie langsam abnehmen. Vielleicht möchten Sie die Dinge beschleunigen, indem Sie mit Ihrem Arzt zusammenarbeiten, um ein sicheres, vernünftiges Ziel zu erreichen. Eine gute Faustregel ist, nicht mehr als eineinhalb Pfund pro Woche zu verlieren (dh ein Kaloriendefizit von 3.500 bis 5.250 Kalorien pro Woche oder 500 bis 750 pro Tag).

Während viele neue Mütter den größten Teil ihrer Schwangerschaft durch den 6-monatigen Geburtstag ihres Babys verlieren, nimmt jeder Gewicht in seinem eigenen Tempo. Viele Faktoren haben sich nachweislich auf Ihren Gewichtsverlust auswirken - einschließlich Ihres Alters (Ihr Stoffwechsel verlangsamt sich um etwa 2 Prozent jedes Jahrzehnt nach dem 25. Lebensjahr, so dass Sie weniger Kalorien in Ruhe verbrennen, wenn Sie älter werden), Ihre Ernährung (wenn Sie mehr Protein essen als Kohlenhydrate und essen größere Mahlzeiten früher am Tag, verbrennt Ihr Körper mehr Kalorien und arbeitet effizienter), Aktivität (je mehr Sie bewegen, desto mehr Kalorien verbrennen Sie) und Ihren natürlichen Stoffwechsel, der durch Ihre Gene bestimmt ist.
Beachten Sie auch, dass vor allem, wenn Sie während Ihrer Schwangerschaft mehr als 35 Pfund zugenommen haben, könnte es zusätzliche Zeit (von 10 Monaten bis zwei Jahren) brauchen, um wieder aufzuprallen.

Stillen und Abnehmen
Obwohl das Abwerfen von 10, 20 oder mehr Pfund nach dem Baby unüberwindlich scheint, kann es weniger "Arbeit" - oder zumindest Stunden, die es auf dem Laufband hämmern - nehmen, als Sie vielleicht denken. Das ist, weil, wie viele neue Mütter bestätigen, stillen hilft, die Pfunde in Rekordzeit zu schmelzen. Abhängig davon, wie viel Milch Sie produzieren, kann das Stillen etwa 500 Kalorien pro Tag verbrennen. Darüber hinaus stimuliert es die Freisetzung von Hormonen, die helfen, Ihre Gebärmutter (und Ihren Bauch nach dem Baby) zu verkleinern. Leider müssen Sie im Gegensatz zu dem, was Sie gehört haben, keine zusätzlichen fünf Pfund Gewicht als Reserve während des Stillens behalten (so dass die letzten paar hartnäckigen Pfunde tatsächlich ein paar zusätzliche Schwitzsitzungen im Fitnessstudio erfordern).

Nachdem Sie mit dem Stillen aufgehört haben, hat Ihr Körper weniger zu tun - was bedeutet, dass er weniger Kalorien verbrennt als während der Stillzeit. Gleichzeitig können Sie bemerken, dass das Absetzen natürlich Ihren Appetit verringert - Ihr Körper ist die natürliche Art, Sie auf die richtige Art von Diät zu bringen (also hören Sie es!). Sie werden sich wahrscheinlich freier (und bequemer) fühlen, um auch Ihren Aktivitätslevel zu erhöhen. Also, wenn Sie aufhören zu stillen, machen Sie sich nicht zu viele Sorgen über das Packen auf die Pfunde, die Sie verloren haben. Änderungen des Lebensstils können dazu beitragen, den Stoffwechsel in Schwung zu halten - und während Sie die Kalorien ein wenig reduzieren müssen, können Sie verhindern, dass sich diese Zahlen auf Ihrer Personenwaage wieder hinaufschleichen.

Ihre Post-Baby-Diät

Da Ihr Körper ausreichend Ruhe und Ernährung benötigt, um sich von der Geburt zu erholen, Infektionen abzuwehren und Ihr Baby zu füttern, sollten Sie nicht einmal an eine Diät denken, bis Ihr Baby mindestens 6 Wochen alt ist oder älter ist - egal wie besorgt Sie sind in deine Kleidung vor der Schwangerschaft.

Sobald Sie bereit sind, eine Ernährung nach dem Baby zu beginnen (und Sie haben das OK von Ihrem Arzt bekommen), stellen Sie sicher, dass Sie immer noch genug Kalorien zu sich nehmen. Crash-Diäten sind nicht nur riskant für Sie: Wenn Sie stillen und nicht genug Kalorien zu sich nehmen, produziert Ihr Körper weniger Milch - was bedeutet, dass Ihr hungriges, wachsendes Baby eine Diät mit Ihnen macht. Außerdem kann das zu schnelle Verbrennen von Fett die Freisetzung von Giftstoffen auslösen, die in die Muttermilch gelangen. Selbst wenn Sie nicht stillen, können Sie zu wenig Kalorien essen, damit Ihr Körper denkt, dass Sie hungern. Diese Verwirrung kann tatsächlich Ihren Stoffwechsel verlangsamen, was es schwerer macht, diese zusätzlichen Pfunde auf lange Sicht zu vergießen.

Denken Sie daran, wenn Sie stillen, ist Ihr Kalorienbedarf in den ersten sechs Monaten nach der Entbindung noch größer als im letzten Trimester der Schwangerschaft. Ihr Arzt kann Ihnen helfen, genau zu bestimmen, wie viele Kalorien Sie essen sollten, da die Anzahl abhängig von Ihrem BMI vor der Schwangerschaft und Ihrem Aktivitätsniveau variieren wird. Um die Dinge ins rechte Licht zu rücken, benötigt die durchschnittliche Frau etwa 2000 Kalorien pro Tag, und stillende Frauen sollten zusätzliche 500 Kalorien zu sich nehmen, um ihr aktuelles Gewicht zu halten. Um ein Pfund zu verlieren, müssen Sie jedoch ein Kaloriendefizit von 3.500 Kalorien pro Woche (oder 500 Kalorien weniger pro Tag) schaffen, indem Sie weniger essen oder mehr trainieren (was bedeutet, dass die durchschnittliche stillende Frau wieder 2.000 Kalorien pro Tag hätte, um zu verlieren etwa ein Pfund pro Woche). Stellen Sie sicher, dass die Lebensmittel, die Sie essen, mit den richtigen Nährstoffen verpackt sind (für Tipps, was Sie essen sollten, schauen Sie sich die Ernährung nach der Geburt und / oder die Stillkost an). Denken Sie auch daran, je weniger Sie wiegen, desto weniger Kalorien benötigt Ihr Körper - daher müssen Sie möglicherweise Ihre Kalorienzufuhr anpassen, während Sie abnehmen.

Übung nach Baby

Eine andere Sache, die man beachten sollte: Übung macht einen Körper gut. Und obwohl Sie sehr beschäftigt sind, können Sie immer Möglichkeiten finden, mit dem Baby zu trainieren (es kann so einfach sein, wie den Kinderwagen herauszunehmen oder eine Babytrage zu benutzen). Stellen Sie sicher, dass Sie grünes Licht von Ihrem Arzt bekommen haben, bevor Sie mit Ihrer Trainingsroutine beginnen, und trainieren Sie nie bis zur Erschöpfung (Sie sind wahrscheinlich erschöpft genug vom Schlafmangel!). Finden Sie eine Aktivität, die Sie genießen - Joggen, Yoga, Radfahren, Schwimmen, Wandern - und planen Sie es in Ihre Woche. Neben der Unterstützung bei der Gewichtsabnahme nach der Entbindung ist ein flotter Spaziergang mit dem Baby in einem nahe gelegenen Park oder Spielplatz eine gute Möglichkeit, andere Mütter zu treffen, die sich auf der gleichen Gewichtsabnahme befinden wie Sie.

Ein Gewicht-Verlust-Plateau schlagen

Sie haben vielleicht gehört, dass viele neue Mütter ein Gewichtsverlust Plateau erreichen. Und obwohl es schwer ist genau zu sagen, ob und wann sich der Gewichtsverlust verlangsamt, zeigt die Forschung, dass viele Frauen 10 Pfund für immer behalten. Das heißt, es hat wahrscheinlich nichts mit einer Schwangerschaft zu tun, sondern ist mehr mit Veränderungen in Ihrer Ernährung und Aktivität verbunden, nachdem das Baby auf dem Bild ist: Die Pflege eines neuen Babys lässt viel weniger Zeit für sich selbst - besonders wie Sie kämpfen, um mit viel mehr Arbeit und viel weniger Schlaf fertig zu werden! Aber während der Verlust der letzten paar Pfund schwer sein kann, kann nahrhaftes Essen und Bewegung helfen, sicherzustellen, dass Ihr Körper gesund und fit ist.

Tipps, um diese letzten Pfund zu werfen

Egal, wo Sie auf Ihrer Post-Baby Gewichtsverlust Reise sind, ist Geduld der Schlüssel. Die Einhaltung einer Diät kann mit einem Baby schwierig sein, aber diese Tipps können Ihnen helfen, auf dem richtigen Weg zu bleiben:

Sich zusammen tun. Sie brauchen alle Unterstützung, die Sie bekommen können - also bringen Sie Ihren Partner an Bord. Machen Sie einen Spaziergang, anstatt nach dem Abendessen fernzusehen, und verpflichten Sie sich, gemeinsam eine Diät nach dem Baby einzuhalten. Beginnen Sie damit, Ihren Kühlschrank und Ihre Speisekammer mit fettreichen und verarbeiteten Lebensmitteln zu reinigen, dann füllen Sie Früchte, Gemüse, Vollkornprodukte, fettarme Milchprodukte, mageres Fleisch, Geflügel und Fisch ein - und achten Sie auf die Essgewohnheiten der anderen .
Vergiss das kleine Zeug nicht. Drücken Sie noch ein bisschen mehr Aktivität in Ihre tägliche Routine. Jeder Schritt zählt, also nicht die kleinen Dinge: Sie würden erstaunt sein, wie viele Kalorien Sie von einer Reihe von alltäglichen Mamatätigkeiten verbrennen.
Bleib positiv. Konzentriere dich auf das, was du bisher erreicht hast, und auf das Gewicht, das du bereits verloren hast, und denke daran, dass Fitness mehr ist als die Zahl, die du auf der Skala siehst.

Die Quintessenz

Sogar Mütter sind an die Standardregeln der Gewichtsabnahme gebunden: weniger Kalorien als draußen. Denken Sie daran, dass Sie neun Monate gebraucht haben, um an Gewicht zuzunehmen, und das Abnehmen wird wahrscheinlich genauso herausfordernd sein wie vor der Schwangerschaft. Selbst wenn Sie Ihr Zielgewicht erreichen, sollten Sie darauf vorbereitet sein, dass Sie die Form Ihres Körpers etwas anders finden als vor der Geburt. Das ist ok! Erinnern Sie sich, Sie haben ein fabelhaftes menschliches Wesen geschaffen, das Sie anbetet - Sie alle ... also, anstatt auf Ihren Bauch zu starren, werfen Sie einen Blick auf Ihr schönes Baby und schneiden Sie sich etwas durch.

Kann ich während der Schwangerschaft abnehmen?
Die Schwangerschaft ist definitiv nicht der richtige Zeitpunkt, um eine Diät zu machen. Die Einschränkung der Nahrungsaufnahme ist potentiell gefährlich für Sie und Ihr sich entwickelndes Baby. Aber viele Plus-Size-Frauen verlieren während der Schwangerschaft Gewicht ohne Diät. Im ersten Trimester ist es üblich, Gewicht als Folge der morgendlichen Übelkeit zu verlieren: Die Übelkeit kann Ihren Appetit verringern, und das Erbrechen kann dazu führen, dass Sie auf Kalorien verzichten. Aber trotzdem erhält Ihr Baby alle notwendigen Kalorien.
Übergewichtige Frauen haben eine zusätzliche Reserve an Kalorien in gespeichertem Fett, so dass Ihr Baby wächst, ist es nicht schädlich zu halten oder sogar ein wenig Gewicht auf den ersten zu verlieren. Was nicht in Ordnung ist, ist Gewicht zu verlieren, weil Sie absichtlich Kalorien (und folglich Nährstoffbegrenzung) reduzieren.

Wie Sie mit Gewichtszunahme auf dem richtigen Weg bleiben, wenn Sie übergewichtig oder fettleibig sind
Das Trainieren und das Essen von gesunder Nahrung kann Ihnen bei Ihren Gewichtszunahmezielen helfen, und beide können eine positive Auswirkung auf Ihre Schwangerschaft haben und Ihr Risiko von Schwangerschaftsproblemen wie Gestationsdiabetes und Präeklampsie verringern. Sie helfen Ihnen auch, sich während Ihrer Schwangerschaft und darüber hinaus gut zu fühlen.
Essen Sie eine gesunde Schwangerschaftsdiät
Forschung, Planung und Nachverfolgung helfen Ihnen, während der Schwangerschaft gut zu essen und folgen den sieben Prinzipien der Schwangerschaftsnahrung.
Verwenden Sie unser praktisches Schwangerschaftsnahrungstagebuch, um sicherzustellen, dass Sie genug Nährstoffe bekommen und jeden Tag viel Wasser trinken. Das Tagebuch ist auch nützlich, um deine Stimmung und deinen Hunger zu verfolgen, damit du Muster erkennen kannst, die du vielleicht ändern musst.

Wenn Sie Hilfe bei der Planung Ihrer Schwangerschaft Mahlzeiten benötigen, suchen Sie einen registrierten Ernährungsberater. Die US-amerikanischen Zentren für Krankheitskontrolle und -vorbeugung (CDC) empfehlen allen Frauen eine Beratung, um ihnen zu helfen, eine optimale Gesundheit - einschließlich eines gesunden Gewichts und einer gesunden Ernährung - zu erreichen, bevor sie schwanger werden.

Regelmäßig Sport treiben

Wenn Sie ein relativ junger Anfänger sind, beginnen Sie mit Schwangerschaftsübungen für Anfänger. Sie können Übungen mit geringem Gewicht wie Gehen, Schwimmen und Aerobic mit geringem Aufprall genießen. Beginnen Sie niemals mit einem Trainingsregime, ohne vorher mit Ihrem Arzt gesprochen zu haben. Und achten Sie darauf, die 13 Regeln der sicheren Schwangerschaft Übung zu folgen. Einige Frauen verlieren während der Schwangerschaft an Gewicht, wenn sie sich gesund ernähren und sich dem Lebensstil anpassen. Wenden Sie sich deshalb an Ihren Arzt, wenn Ihnen das passiert.

Ihre Schwangerschaft Diät: Die Grundlagen des Essens gut

Eine bestimmte Diät einhalten

Fast alle schwangeren Frauen müssen mehr Protein, mehr bestimmte Vitamine und Mineralien (wie Folsäure und Eisen) und mehr Kalorien (für Energie) bekommen. Wenn es noch Raum für Verbesserungen in Ihrer Ernährung gibt, ist das Essen von sehr nahrhaften Mahlzeiten eines der besten Dinge, die Sie für die Gesundheit Ihres Babys tun können. Aber besser essen heißt nicht, viel zu essen. Wenn Sie mit einem gesunden Gewicht beginnen, brauchen Sie keine zusätzlichen Kalorien während des ersten Trimesters. Im zweiten Trimester brauchen Sie etwa 340 zusätzliche Kalorien pro Tag und etwa 450 zusätzliche Kalorien pro Tag im dritten Trimester. Wenn Sie zu Beginn untergewichtig oder übergewichtig sind, benötigen Sie mehr oder weniger, abhängig von Ihrem Gewichtszunahmeziel.

Überspringen Sie unsichere Lebensmittel

Einige Nahrungsmittel können gefährlich sein, wenn Sie schwanger sind. Hände weg von diesen Lebensmitteln:
Rohe Meeresfrüchte (wie Austern oder ungekochtes Sushi)
Nicht pasteurisierte Milch (und Käse aus nicht pasteurisierter Milch)
Weichkäse (wie Brie oder Camembert)
Mexikanischer Käse (wie Queso Blanco und Panela)
Rohes oder ungekochtes Fleisch und Geflügel
All dies sind mögliche Quellen für Bakterien, die für ein ungeborenes Kind schädlich sein können.

Lebensmittel während der Schwangerschaft zu vermeiden
Sag Nein zu Alkohol
Sie müssen auch auf Cocktails verzichten. Alkoholkonsum während der Schwangerschaft kann bei Kindern zu körperlichen Defekten, Lernschwierigkeiten und emotionalen Problemen führen. Daher empfehlen viele Experten, dass Sie während der gesamten Schwangerschaft auf Alkohol verzichten.

Begrenzen Koffein
Koffein ist eine andere Überlegung. Ziel ist es, weniger als 200 Milligramm (mg) pro Tag (ca. 12 Unzen Kaffee) zu bekommen. Einige Studien deuten auf einen Zusammenhang zwischen höheren Koffeinmengen und Fehlgeburten oder einem niedrigeren Geburtsgewicht hin, dies wurde jedoch nicht bestätigt. Nur für den Fall, kleben Sie auf entkoffeinierten Tee und Limonaden, oder wählen Sie gesündere Getränke, wie Magermilch, 100 Prozent Fruchtsaft oder Wasser mit einem Spritzer Zitrone.

Gehe einfach auf Fisch

Fast alle Fische enthalten Spuren von Methylquecksilber, einem Metall, von dem man annimmt, dass es in hohem Maße schädlich für die wachsenden Gehirne von Föten und Kleinkindern ist. Die US-amerikanische Gesundheitsbehörde FDA empfiehlt, den Fischkonsum auf 12 Unzen pro Woche zu begrenzen, was ungefähr zwei Portionen entspricht.

Nimm ein pränatales Vitamin

Auch ohne morgendliche Übelkeit oder Nahrungsmittelabneigung ist es schwierig, Ihre Ernährungsbedürfnisse mit einer ausgewogenen Ernährung zu decken. Eine pränatale Vitamin-Mineral-Ergänzung hilft Ihnen, die Nährstoffe zu bekommen, die Sie und Ihr Baby zum Gedeihen brauchen. Stellen Sie sicher, dass das pränatale Vitamin, das Sie wählen, Folsäure enthält. (Sie benötigen 400 mcg täglich, bevor Sie schwanger werden und in der Frühschwangerschaft. Einige Gruppen, wie die US National Institutes of Health, schlagen vor, Ihre Aufnahme auf mindestens 600 mcg zu erhöhen, sobald Sie schwanger sind.) Nicht genug Folsäure bekommen mit Neuralrohrgeburtsdefekten (NTDs) wie Spina Bifida verbunden. Während der Schwangerschaft gut zu essen scheint schwierig, vor allem mit Heißhunger und Aversionen. Finden Sie heraus, was Sie essen sollten, um Ihrem Baby beim Wachsen zu helfen. Alle Videos ansehen.

Fragen Sie Ihren Arzt, wenn Sie andere Nahrungsergänzungsmittel einnehmen müssen

Cholin ist ein weiterer wichtiger Nährstoff, von dem die Forscher glauben, dass er NTDs vorbeugen kann. Sie benötigen 450 mg Cholin pro Tag während der Schwangerschaft. Die meisten pränatalen Vitamine enthalten es nicht, also müssen Sie es aus dem Essen bekommen oder fragen Sie Ihren Gesundheitsdienstleister über eine Einnahme von Cholin-Ergänzung. Später in der Schwangerschaft kann Ihr Arzt vorschlagen, dass Sie Eisen- oder Kalziumpräparate einnehmen, um sicherzustellen, dass Sie genug von diesen wichtigen Mineralstoffen bekommen. Einige Experten empfehlen auch eine Vitamin-D-Ergänzung während der Schwangerschaft.

Wie gesund sind Ihre Essgewohnheiten?

Wenn Sie ein strenger Vegetarier sind, einen medizinischen Zustand wie Diabetes, Schwangerschaftsdiabetes oder Anämie haben oder bereits ein Baby mit niedrigem Geburtsgewicht versorgt haben, sprechen Sie mit Ihrem Arzt über andere Nahrungsergänzungsmittel, die Sie möglicherweise benötigen. Ein eingetragener Diätetiker kann auch mit Diätspezifikationen helfen.

Wenn Sie Probleme haben, Ihre Vitamine zu schlucken oder sie herunterzuhalten, suchen Sie nach einem kaubaren Nahrungsergänzungsmittel oder einem in Pulverform, das Sie mit Wasser mischen können. Und denken Sie daran, dass mehr nicht immer besser ist: Nehmen Sie keine Megadosen von Vitamin-, Mineral- oder Kräuterpräparaten ohne ärztliche Überwachung ein - sie könnten Ihrem sich entwickelnden Baby schaden.

Nicht während der Schwangerschaft essen

Eine Diät während der Schwangerschaft kann für Sie und Ihr Baby schädlich sein. Viele Ernährungspläne zur Gewichtsreduktion würden Sie nicht nur auf Kalorien, sondern auch auf Eisen, Folsäure und anderen wichtigen Vitaminen und Mineralstoffen zurücklassen.

Gewichtszunahme ist eines der positivsten Anzeichen für eine gesunde Schwangerschaft. Frauen, die gut essen und die entsprechende Menge an Gewicht zu sich nehmen, haben eher gesunde Babys. Wenn Sie gesunde Nahrungsmittel essen und langsam Pfunde hinzufügen, können Sie sich sicher sein, dass die Dinge am ehesten in der Spur sind. Denken Sie daran, dass, wenn Sie Ihre Schwangerschaft tragen, Gewicht genauso wichtig sein kann, wie viel Sie gewinnen. Gesundheitsversorger empfehlen, dass Sie im ersten Trimenon das geringste Gewicht bekommen - etwa 1 bis 5 Pfund - und dann im zweiten und dritten Trimester etwa ein Pfund pro Woche zulegen. (Sprechen Sie mit Ihrem Anbieter, wenn Sie Zwillinge tragen oder wenn Sie zu Beginn der Schwangerschaft untergewichtig oder übergewichtig sind - Ihre empfohlene Gewichtszunahme könnte unterschiedlich sein.)

Essen Sie häufig kleine Mahlzeiten

Es ist in Ordnung, während der Schwangerschaft kreativ mit Ihrem Ernährungsplan umzugehen. Wenn Übelkeit, Essensabneigung, Sodbrennen oder Verdauungsstörungen das Essen von Mahlzeiten in voller Größe unangenehm machen, versuchen Sie, kleine, häufige Mahlzeiten während des Tages zu essen. Wenn Ihre Schwangerschaft voranschreitet und Ihr Baby zunehmend Ihren Magen und andere Verdauungsorgane bevölkert, haben Sie sowieso weniger Platz in Ihrem Körper für große Mahlzeiten. Wenn Sie am meisten hungrig sind, wenn es normalerweise keine Zeit zum Essen ist, gehen Sie vor und essen Sie, wenn das Gefühl kommt. Essen in einem Muster, das für Sie arbeitet, wird Ihnen helfen, Ihre Ernährungsbedürfnisse während der Schwangerschaft zu erfüllen.
(Snacks zwischen den Mahlzeiten sind in Ordnung, aber machen Sie gesunde Entscheidungen so oft wie Sie können - Junk Food bietet wenig mehr als leere Kalorien.)

Gönnen Sie sich gelegentlich etwas Süßes

Vermeiden Sie verarbeitete Lebensmittel, verpackte Snacks und zuckerhaltige Desserts als Hauptbestandteil Ihrer Diät, aber Sie müssen nicht alle Ihre Lieblings-Leckereien aufgeben, nur weil Sie schwanger sind. Probieren Sie raffinierte und schmackhafte Alternativen wie einen Bananen-Smoothie, gefrorenes Vollkorn-fettfreies Sorbet oder eine Dessertmischung.

Wege zu vermeiden, zu viel Gewicht der Schwangerschaft zu gewinnen

Es kann schwierig sein, sich an die Richtlinien für die Gewichtszunahme in der Schwangerschaft zu halten, besonders wenn Sie nie so sehr an Kohlenhydraten in Ihrem Leben gelitten haben und es scheint, als würden Sie sich überall umdrehen.

Aber zu viel Gewicht während der Schwangerschaft zu gewinnen kann das Risiko für Komplikationen bei der Geburt wie Kaiserschnitt und Frühgeburt erhöhen. Und selbst wenn Sie eine Schwangerschaft übergewichtig oder fettleibig beginnen - wie mehr als die Hälfte der amerikanischen Frauen - kann die Einhaltung der empfohlenen Gewichtszunahme das Risiko für gesundheitliche Probleme wie Gestationsdiabetes und Präeklampsie signifikant reduzieren.

Beginnen Sie die Schwangerschaft möglichst mit einem gesunden Gewicht

Wenn Sie sich in der Schwangerschaftsphase befinden oder versuchen, schwanger zu werden, sollten Sie einen Vorab-Termin vereinbaren. Ihr Gesundheitsdienstleister kann Ihnen dabei helfen, Ihren aktuellen Body-Mass-Index (BMI) herauszufinden und bei Bedarf Gewicht zu verlieren.

Wie man während der Schwangerschaft fit und gesund bleibt
Von Yoga und Pilates bis hin zu Schwimmen und flottem Laufen, hier sind einige der besten Möglichkeiten, um aktiv und fit zu bleiben während der Schwangerschaft. Sehen Sie alle Schwangerschaft Videos

Essen Sie mäßig und oft
Sie brauchen nicht so viele zusätzliche Kalorien pro Tag, um Ihr wachsendes Baby zu ernähren. Aktuelle Richtlinien verlangen 340 zusätzliche Kalorien pro Tag im zweiten Trimester und 450 zusätzliche Kalorien pro Tag im dritten Trimester, wenn Sie eine Schwangerschaft mit einem gesunden Gewicht beginnen. (Wenn Sie untergewichtig oder übergewichtig sind, unterscheiden sich diese Zahlen basierend auf Ihrem Gewichtszunahmeziel.) Das ist nicht viel Extra, um damit herumzuspielen, also wählen Sie Nahrungsmittel, die einen großen Ernährungsdurchschlag packen und Ihnen helfen, sich zufrieden zu fühlen. "Konzentrieren Sie sich auf kleine, häufige Mahlzeiten, die reich an mageren Proteinen, Früchten und Gemüse sind", sagt Hyman. Erfahren Sie mehr über die Planung von Mahlzeiten während der Schwangerschaft.

Dann wählen Sie gesunde Snacks zwischen den Mahlzeiten.

"Wenn man alle drei Stunden einen gesunden Snack isst, sollte man vermeiden, dass man ihn zu den Mahlzeiten übertreibt", rät die Diätassistentin Frances Lar- man-Roth, Autorin von Feed the Belly: Der Leitfaden für Schwangere der schwangeren Mutter. Sie erhalten nicht nur eine gute Ernährung für Ihr Baby, sondern Ihr Blutzuckerspiegel bleibt während des ganzen Tages konstant, so dass Sie sich weniger zum Abendessen hungern lassen.

Wählen Sie Mahlzeiten und Snacks, die Protein, Ballaststoffe und etwas gesundes Fett enthalten, sagt Largeman-Roth. Beispiele sind ein Apfel mit zwei Esslöffeln Erdnussbutter, ein englischer Muffin mit Rührei und Spinat, proteinangereicherte Pasta und Tomatensauce oder griechischer Joghurt mit einer Handvoll Nüsse oder Müsli bestreut. Früchte mit viel Ballaststoffen und hohem Wassergehalt - wie Grapefruit, Orangen, Äpfel, Beeren, Birnen und Pflaumen - können Ihnen ebenfalls helfen, sich satt zu fühlen und Verstopfung in Schach zu halten.

Ziele für gesundes Schwangerschaftsessen

Während der Schwangerschaft gut zu essen scheint schwierig, vor allem mit Heißhunger und Aversionen. Finden Sie heraus, was Sie essen sollten, um Ihrem Baby beim Wachsen zu helfen.

Wasser trinken

Es ist wichtig, Dehydrierung während der Schwangerschaft zu vermeiden - und genug Wasser zu trinken hat den zusätzlichen Vorteil, dass Sie sich zwischen Mahlzeiten und Snacks zufrieden fühlen. Das Institut für Medizin rät schwangeren Frauen, täglich 10 Gläser Wasser oder andere Getränke zu trinken. Einige Ernährungswissenschaftler schlagen vor, mehr für jede Stunde leichter Aktivität hinzuzufügen.

Andere Experten schlagen vor, die Farbe des Urins zu überwachen: Wenn es dunkelgelb oder trüb ist, benötigt Ihr Körper mehr Flüssigkeit. Trinken Sie den ganzen Tag über, um Ihre Urinfarbe blass gelb oder klar zu halten - ein Zeichen für ausreichende Flüssigkeitszufuhr. Trinkwasser erleichtert auch Verstopfung, eine der weniger glücklichen Nebenwirkungen des Wachsens einer Person in Ihnen. Wenn Sie schwanger sind, wird Ihr Verdauungssystem verlangsamt, was sicherstellt, dass Sie jede mögliche Nahrung aus Ihrer Nahrung zu sich nehmen. Wenn Sie genügend Flüssigkeit zur Verfügung haben, können Sie die Dinge in Bewegung halten und unangenehmes Blähen verhindern.

Mach dein Verlangen konstruktiv

Niemand erwartet, dass Sie Pommes Frites und Eis vollständig meiden, wenn Sie schwanger sind. Heißhunger kommt mit dem Territorium. Der Schlüssel ist, Ihren Drang zu befriedigen, während Sie das Protein und die gesunden Fette erhalten, die Sie und Ihr Baby benötigen (und das wird Ihnen helfen, sich voll zu fühlen).

Mach Stärke härter

Kohlenhydrate können der beste Freund einer schwangeren Frau sein, besonders wenn Sie die Übelkeit und das Erbrechen der morgendlichen Übelkeit bekämpfen. Aber einfache stärkehaltige Nahrung wie Weißbrot, Reis und Pasta erhöhen Ihren Blutzucker, ohne Ihnen die Ernährung zu geben, die mit Vollkornprodukten einhergeht.

Es ist besser, nach komplexen Kohlehydraten - wie braunem Reis, Quinoa und Vollkornbrot und -nudeln - zu greifen, die Ihnen und Ihrem Baby nicht nur mehr Nährstoffe liefern, sondern Ihnen auch helfen, sich länger satt zu fühlen und weniger wahrscheinlich nachzugeben ungesunde Heißhunger später am Tag.

Wenn du dich bereits bewegst, höre nicht auf

Es sei denn, Ihre Workout-Routine beinhaltet Wettkampf-Kickboxen oder andere riskante Aktivitäten für werdende Mütter. Es gibt keinen Grund, warum Sie während der Schwangerschaft nicht weitermachen können.

Mit Ausnahme von Kontaktsportarten, sagt Riley ihren Patienten, dass sie "tun sollten, was immer sie auch tun - Laufen, Laufen, Aerobic, was auch immer. Es gibt sehr wenige Dinge, die man während der Schwangerschaft nicht tun kann." Sie müssen vielleicht Ihre Bewegungen ändern, wenn Ihr Körperumfang zunimmt und Ihr Schwerpunkt sich ändert, aber ansonsten, sagt Riley, gibt es keinen Grund, warum Sie nicht bei Ihrer üblichen Aktivität bleiben können.

Mach Gewicht zu einer regelmäßigen Diskussion

Ein Gespräch über Gewichtszunahme mit Ihrem Arzt oder Ihrer Hebamme bei jedem vorgeburtlichen Besuch hilft Ihnen, auf dem richtigen Weg zu bleiben und bei Bedarf Änderungen vorzunehmen. Conry berechnet den Body-Mass-Index (BMI) ihrer Patienten beim ersten Besuch und gibt dann eine Anleitung zur Gewichtszunahme in der Schwangerschaft.

Stillen wenn du kannst

Während dieser Tipp nicht während der Schwangerschaft hilft, ist es wert zu wissen, dass das Stillen Ihnen helfen kann, Ihre Ziele für eine gesunde Gewichtsabnahme danach zu erreichen. Wenn das Stillen gut verläuft, verbrennt es täglich 500 Kalorien. Auch die Geburt und die Veränderungen des Körpers, die in den ersten sechs Wochen nach der Geburt passieren, sollten Ihnen helfen, Ihre ersten 20 Pfund (nur vom Baby, der Plazenta und dem Wassergewicht, das Ihren Körper verlässt) fallen zu lassen. Es ist ein guter Anfang, um Ihr Schwangerschaftsgewicht zu verlieren.

Schwangerschaft und Geburt: Gewichtszunahme in der Schwangerschaft

Für schwangere Frauen ist es wichtig, eine ausgewogene Ernährung für sich und ihr Kind zu haben. Dies hilft ihnen, eine gute Menge an Gewicht anzuziehen. Aber wie viel Gewichtszunahme wird in der Schwangerschaft als "normal" angesehen? Können werdende Mütter so viel essen, wie sie möchten? Und wie können sie danach wieder abnehmen?

"Mach dir keine Sorgen - das Gewicht wird bald abfallen, wenn du mit dem Stillen anfängst!", "Sei vorsichtig - ich habe das Gewicht nach meinem zweiten Baby nie verloren", "Iss was du willst - du isst für zwei!" ... As Bei so vielen Problemen rund um die Schwangerschaft scheint es oft so, als hätten alle eine Meinung über Gewichtszunahme. Bei all den widersprüchlichen Ratschlägen kann es schwierig sein zu wissen, was zu tun ist. Die meisten Frauen können einfach ihrem eigenen Appetit vertrauen, wenn es darum geht, während der Schwangerschaft zu essen. Sie brauchen keine spezielle Diät und können essen, was ihnen schmeckt und was sich richtig anfühlt. Aber es kann für einige Frauen eine gute Idee sein, ihre Ernährung zu ändern und mehr Bewegung zu bekommen, einschließlich Frauen, die sehr übergewichtig sind, sehr schnell an Gewicht zunehmen oder einen Schwangerschaftsdiabetes haben.

Wie viel Gewichtszunahme ist "normal"?
Schwangerschaft kann zu Veränderungen in vielen Ihrer täglichen Routinen und Gewohnheiten führen, einschließlich was Sie essen und wie viel Bewegung Sie bekommen. Vor allem aber ändern sich die Körper der Frauen während der Schwangerschaft, um sicherzustellen, dass ihre ungeborenen Kinder genug Nahrung und andere Dinge bekommen, die sie brauchen. Diese Veränderungen beginnen bereits in der frühen Schwangerschaft und werden mit der Zeit immer deutlicher. Frauen gewinnen in den letzten Monaten der Schwangerschaft mehr Gewicht als in den ersten Monaten. Dies ist nicht nur auf das Gewicht des wachsenden Babys zurückzuführen. Ein großer Teil des Gewichts ist extra Flüssigkeit (Wasser) im Körper. Dies wird für Dinge wie die Zirkulation des Babys, die Plazenta und das Fruchtwasser benötigt.

Die medizinischen Richtlinien waren früher ziemlich streng, mit Empfehlungen, die die Gewichtszunahme auf wenige Kilogramm begrenzen. Aber es gibt keine empfohlene Standardmenge an Gewichtszunahme, die für jede schwangere Frau gilt. Die Empfehlungen basieren nun auf dem Gewicht der Frau vor der Schwangerschaft. Petite, untergewichtige Frauen sollten mehr Gewicht als Frauen, die übergewichtig waren, bevor sie schwanger wurden.

Der Body-Mass-Index (BMI)

Der Body-Mass-Index (BMI) ist die gängigste Methode, um festzustellen, ob Menschen untergewichtig, übergewichtig oder normalgewichtig sind. Es misst die Beziehung zwischen Gewicht und Höhe. Ein BMI unter 18,5 gilt als untergewichtig, ein BMI zwischen 18,5 und 25 als "normales Gewicht" und ein BMI zwischen 25 und 30 als "übergewichtig". Wenn jemand einen BMI über 30 hat, gilt er als sehr übergewichtig (adipös)). BMI allein reicht nicht aus, um zu sagen, ob jemandes Gewicht wahrscheinlich gesundheitliche Probleme verursacht. Übergewicht ist also für viele Menschen völlig in Ordnung - es sei denn, sie entwickeln bestimmte gesundheitliche Probleme wie Typ-2-Diabetes. Ein BMI über 30 (fettleibig) erhöht jedoch das Risiko für damit verbundene Gesundheitsprobleme.

Körpergewicht vor und während der Schwangerschaft

Das Gewicht einer schwangeren Frau allein ist kein guter Indikator dafür, wie gut ihr Baby ist - und nicht einmal, wie schnell ihr Baby wächst. Das hängt von vielen Faktoren ab. Es ist nicht möglich, sicher zu sagen, wie viel das Baby am Ende der Schwangerschaft wiegen wird. Ultraschalluntersuchungen und andere Tests können uns nur eine ungefähre Vorstellung davon geben, wie sich das Baby entwickelt und wie viel es bei der Geburt wiegen könnte.

Kann zu viel oder zu wenig Gewicht schädlich sein?
Frauen, die in der Schwangerschaft viel zunehmen, haben ein höheres Risiko für bestimmte gesundheitliche Probleme und Komplikationen während der Geburt. Zum Beispiel haben sie eher ein sehr großes Kind mit einem Geburtsgewicht von über 4.000 g oder 4.500 g (Makrosomie) und benötigen eher einen Kaiserschnitt.
Sie haben auch eher Schwierigkeiten, das zusätzliche Gewicht nach der Geburt zu verlieren.
Auf der anderen Seite, wenn eine Frau nicht genug an Gewicht zulegt und in der Schwangerschaft nicht genug verschiedene Nahrungsmittel zu sich nimmt, kann dies ihrem heranwachsenden Baby schaden: Babys werden dann oft zu früh geboren (Frühgeburt) oder oft zu wenig bei der Geburt.

Sehr schnelle Gewichtszunahme als Zeichen von gesundheitlichen Problemen

Wenn eine Frau sehr plötzlich an Gewicht zunimmt oder wenn sie in der Regel mehr als ein halbes Kilogramm pro Woche zulegt, wird ihr Gewicht von einem Arzt oder einer Hebamme überwacht. Möglicherweise sind auch zusätzliche Tests und Untersuchungen erforderlich. Sehr schnelle und extreme Gewichtszunahme (wie 1 Kilogramm innerhalb einer Woche) kann ein Zeichen für Gesundheitsprobleme wie Präeklampsie sein. Das Hauptsymptom dieser schwangerschaftsbedingten Erkrankung ist Bluthochdruck, manchmal begleitet von Übelkeit, Kopfschmerzen und Schwindel. Präeklampsie kann sowohl für die Mutter als auch für ihr Kind lebensbedrohlich sein und muss so schnell wie möglich von einem Arzt behandelt werden. In der Schwangerschaft viel Gewicht zuzunehmen, kann das Risiko für Frauen erhöhen, an Diabetes in der Schwangerschaft zu erkranken ("Gestationsdiabetes") - oder es kann ein Zeichen dafür sein, dass sie es entwickelt haben. Gestationsdiabetes ist, wo Blutzuckerspiegel bei Frauen, die keinen Diabetes hatten, bevor sie schwanger werden. Gestationsdiabetes erhöht das Risiko einer Präeklampsie und kann dazu führen, dass das ungeborene Kind viel Gewicht zulegt. Ein sehr großes und schweres Baby kann die Geburt verzögern und es der Frau erschweren, ihr Kind auf natürliche Weise ("spontan") zur Welt zu bringen.

Hat die Vermeidung von zu viel Gewichtszunahme irgendwelche Vorteile?

Ein besonderes Augenmerk auf Ernährung und mehr Bewegung während der Schwangerschaft kann bestimmte Gesundheitsrisiken verringern. Dies hängt von mehreren Faktoren ab, einschließlich davon, ob die Frau übergewichtig ist oder einen Schwangerschaftsdiabetes hat. Forschung hat keine Vorteile für Frauen gezeigt, die ein normales Gewicht haben. Aber Frauen, die sehr übergewichtig sind (BMI von über 30) können ihr Risiko für Schwangerschaftsdiabetes senken, indem sie ihre Ernährung ändern und mehr Bewegung bekommen. Frühere Studien haben nicht gezeigt, dass dies das Risiko von Komplikationen während der Geburt verringern oder die Notwendigkeit eines Kaiserschnitts verhindern wird. Frauen mit Schwangerschaftsdiabetes wird geraten, ihre Ernährung zu ändern, um ihren Blutzuckerspiegel zu senken. Dies kann das Risiko von Komplikationen während der Geburt verringern.

Ernährungsumstellung und Bewegung während der Schwangerschaft

Da Kohlenhydrate den Blutzuckerspiegel erhöhen, wird Frauen mit starkem Übergewicht oder Gestationsdiabetes in der Regel geraten, Kohlenhydrate ("Kohlenhydrate") zu reduzieren, während sie sicherstellen, dass sie immer noch genügend Ballaststoffe bekommen und ansonsten eine ausgewogene Ernährung erhalten. Andere allgemeine Ratschläge schließen das Essen von drei nicht zu großen Hauptmahlzeiten und zwei bis drei kleineren Mahlzeiten pro Tag ein. Die genauen Ernährungsumstellungen hängen von Dingen ab, wie viel wiegt die Frau und wie viel Übung sie bekommt. Ein spezieller Rat von einem Ernährungstherapeuten kann helfen, Nebenwirkungen zu vermeiden. Schwangere müssen sicherstellen, dass sie genügend Kalorien und wichtige Nährstoffe bekommen, weshalb sie beispielsweise keine kalorienarme Diät machen sollten. Mindestens 30 Minuten anstrengende körperliche Betätigung an etwa drei bis vier Tagen pro Woche sind oft genug. Geeignete Sportarten sind Schwimmen, Radfahren und zügiges Gehen. Frauen mit einem größeren Risiko einer Frühgeburtlichkeit werden in der Regel geraten, Sport ganz zu vermeiden. Im Zweifelsfall zögern Sie nicht, einen Gynäkologen zu fragen.

Wie können untergewichtige schwangere Frauen genug Gewicht bekommen?

Wenn eine untergewichtige Frau schwanger wird und Schwierigkeiten hat, an Gewicht zuzunehmen, kann sie sich von ihrem Arzt oder ihrer Hebamme beraten lassen. Studien deuten darauf hin, dass professionelle Ernährungsberatung Frauen helfen kann, an Gewicht zuzunehmen und das Risiko, zu früh zu gebären (Frühgeburt), zu senken. Protein-Ergänzungen wurden gefunden, um einige untergewichtige Frauen zu helfen, ihr Gewicht zu erhöhen. Dies senkt das Risiko, dass ihr Kind untergewichtig wird, und verringert das Risiko einer Fehlgeburt. Sehr proteinreiche Nahrungsergänzungsmittel mit einem Proteingehalt von mehr als 25% scheinen jedoch nicht zu helfen. Die Forschung legt auch nahe, dass diese sehr proteinreichen Produkte das Wachstum des Babys einschränken könnten. Es ist also wichtig, dass Sie eine ausgewogene Mischung von Nährstoffen erhalten. "Mehr" ist in diesem Fall nicht "besser".

Hält das Beobachten Ihres Gewichts Dehnungsstreifen ab?

Es gibt noch keine klare Antwort auf diese Frage. Obwohl es viele Behauptungen darüber gibt, was Dehnungsstreifen verursacht und was helfen könnte, wurde keiner von ihnen in einer qualitativ hochwertigen Forschung bestätigt. Ob Frauen Dehnungsstreifen bekommen oder nicht, hängt nicht nur davon ab, wie viel Gewicht sie insgesamt gewinnen. Faktoren, wie schnell sie an Gewicht zunehmen, können auch einen Unterschied machen. Zum Beispiel kann sehr viel Gewicht sehr plötzlich mehr Dehnungsstreifen als Gewichtszunahme allmählich verursachen. Aber es ist nicht klar, ob Dehnungsstreifen verhindert werden können, indem Sie Ihr Gewicht niedrig halten.

Abnehmen nach dem Baby

Viele Mütter stellen fest, dass es eine Weile dauert, bis sie wieder ihr Gewicht vor der Schwangerschaft erreichen. Für einige Frauen reicht das Stillen und die Pflege eines Babys aus, um das während der Schwangerschaft gewonnene Gewicht zu schmelzen: Es ist so, als ob sie wirklich diese gespeicherte Energie benötigen, um die ersten Wochen und Monate der Mutterschaft zu überstehen.

Aber die meisten Frauen werden ihr Gewicht vor der Schwangerschaft erst sechs Monate nach der Geburt erreichen. Frauen, die nicht abnehmen oder stattdessen an Gewicht zunehmen, haben möglicherweise ein höheres Risiko für Gesundheitsprobleme. Diese Probleme könnten sich bei anderen Schwangerschaften verschlimmern. Der beste Weg, um Gewicht zu verlieren, ist durch eine Änderung der Ernährung mit zusätzlicher körperlicher Bewegung zu kombinieren. Übung allein wird wahrscheinlich nicht viel tun. Programme, die Menschen helfen, ihre Essgewohnheiten und Lebensgewohnheiten zu ändern, werden oft verwendet, um zu versuchen, Gewicht zu verlieren. Bei der Untersuchung dieser Programme begannen Frauen einen oder zwei Monate nach der Geburt, manchmal auch später, mit der Gewichtskontrolle. Unmittelbar nach der Geburt benötigen Mütter genug Nährstoffe, um ihr Kind zu stillen. Daher ist es für sie keine gute Zeit, zu versuchen, Gewicht zu verlieren. Zu viel oder zu plötzlicher Gewichtsverlust kann auch Nachteile haben. Wenn Sie beispielsweise nach einem Baby zu streng oder zu einseitig essen, könnte sich die Menge Ihrer Muttermilch oder die enthaltenen Nährstoffe verringern.

Wie fühlen sich Frauen über ihr Gewicht in der Schwangerschaft und danach?
Frauen sind ständig von (fast immer digital aufbereiteten) Fotos von Modellen mit vermeintlich "idealen" Körpern umgeben. Auch schwangere Frauen werden mit diesen Fotos konfrontiert. Dies macht es vielen von ihnen schwer, mit ihrer Figur zufrieden zu sein, und sie kann ihr Selbstbild und ihren Körpergenuss schädigen. Die Medien erhöhen den Druck auf schwangere Frauen und Mütter, indem sie viel Aufmerksamkeit darauf richten, wie schnell Prominente zu ihren Werten vor der Schwangerschaft zurückkehren. Aber Frauen müssen während der Schwangerschaft an Gewicht zunehmen - und sie können nicht erwarten, dass sie innerhalb weniger Wochen nach der Geburt wieder alles verlieren.
Viele Frauen sehen eine Schwangerschaft als eine Zeit, um einfach ihren Bauch, ihre Kurven und das Baby, das in ihrem Körper wächst, zu genießen - und sich etwas "Freizeit" von der Sorge über ihre Größe zu nehmen. Das kann einer der wirklich angenehmen Teile der Schwangerschaft sein. Es kann nur ein Problem werden, wenn Sie zu weit aus Ihrem normalen Gewichtsbereich kommen und Ihre Essgewohnheiten zu sehr ändern. Dann könnte es schwieriger sein, zu Ihrem gesünderen Gewicht und Lebensstil zurückzukehren. Frauen, die in der Schwangerschaft nicht übergewichtig werden, werden es wahrscheinlich leichter haben, danach wieder normal zu werden. Aber du musst nicht dünn sein, um glücklich und gesund zu sein und ein gesundes Baby zu haben.

Überblick

Stillen hilft einigen Frauen, Gewicht zu verlieren und ihren Körper vor der Schwangerschaft schneller zurück zu bekommen, aber für andere Frauen ist das Abnehmen schwieriger und dauert länger. Die Menge an Gewicht, die Sie während des Stillens verlieren, hängt von vielen Faktoren ab, wie viel Sie gewogen haben, bevor Sie schwanger wurden, wie viel Gewicht Sie während der Schwangerschaft zu sich genommen haben, Ihre Ernährung, Ihr Aktivitätsniveau und Ihre allgemeine Gesundheit.

Je mehr Sie während der Schwangerschaft gewinnen, desto mehr müssen Sie verlieren

Es wird einfacher sein, Ihr Schwangerschaftsgewicht zu verlieren, wenn Sie innerhalb der empfohlenen Richtlinien für Gewichtszunahme während der Schwangerschaft bleiben können. Für jemanden mit durchschnittlichem Gewicht, basierend auf Ihrem Body Mass Index (BMI), sollten Sie etwa 25 bis 35 Pfund (12 bis 16 kg) während der Schwangerschaft gewinnen. Wenn Sie bei der Empfängnis Ihres Kindes untergewichtig sind, könnten Sie dazu gedrängt werden, mehr Gewicht zu bekommen. Und wenn Sie übergewichtig sind, wenn Sie schwanger werden, kann Ihr Arzt vorschlagen, dass Sie weniger Gewicht gewinnen. Aber je mehr Gewicht Sie auf die empfohlene Menge auftragen, desto mehr müssen Sie nach der Geburt Ihres Babys verlieren.

Wie viel Gewicht werden Sie sofort verlieren, sobald Ihr Baby geboren ist?

Wenn Ihr Kind geboren wird, können Sie erwarten, sofort 4,5 bis 6 kg zu verlieren. Diese Menge ist das ungefähre Gewicht Ihres Babys plus die Plazenta und das Fruchtwasser. Dann, in den nächsten Tagen nach der Geburt, werden Sie weitere 5 Pfund (2,5 kg) verlieren. Das ist das überschüssige Wassergewicht, das Sie trugen.

Das Stillen hilft dir anfangs nicht, zusätzliches Gewicht zu verlieren, aber es wird dir helfen, deine Gebärmutter zu kontrahieren und sie viel schneller auf die Größe vor der Schwangerschaft zurückzuschrumpfen. Also, mit dem Stillen, sollte Ihr Bauch viel schlanker aussehen, wenn Sie sechs Wochen nach der Geburt sind.

Zurück zu Ihrem Gewicht vor der Schwangerschaft Gewicht: Durchschnittlicher Gewichtsverlust

Im Durchschnitt, wenn Sie die empfohlene Menge an Kalorien pro Tag und ausschließlich das Stillen einnehmen, sollten Sie etwa 1 Pfund jede Woche oder zwei verlieren. Das klingt vielleicht nicht viel, aber ein stetiger, allmählicher Gewichtsverlust ist sicherer und gesünder. Außerdem ist es wahrscheinlicher, dass Sie das Gewicht halten, wenn Sie es allmählich verlieren.

Wie viele Kalorien brennt das Stillen?

Stillen kann Ihnen helfen, Ihre Ziele für die Gewichtsabnahme schneller zu erreichen, da es Kalorien verbrennt. Stillen kann bis zu 500 Kalorien pro Tag verbrennen. Also, obwohl Sie mehr essen, können Sie immer noch abnehmen. Studien zeigen, dass Frauen, die ausschließlich stillen, ihr Schwangerschaftsgewicht im Vergleich zu Frauen, die nicht stillen, um etwa sechs Monate nach der Geburt ihres Babys abnehmen.

Diät beim Stillen

Während Sie stillen, ist es keine gute Idee zu versuchen, sehr schnell Gewicht zu verlieren, indem Sie auf eine strenge kalorienarme Diät gehen. Wenn Sie die Menge an Nahrung begrenzen, die Sie essen, kann Ihr Körper und Ihre Muttermilch wichtige Nährstoffe verlieren. Drastische Kürzung von Kalorien könnte auch einen Rückgang der Muttermilch liefern. Sie sollten auch vermeiden, jede Art von Gewichtsverlust Pillen zu nehmen. Diese Produkte enthalten Kräuter, Medikamente oder andere Substanzen, die in Ihre Muttermilch gelangen und Ihrem Baby schaden können. Während Sie stillen, ist es am besten, wenn Sie keine Medikamente nehmen oder spezielle Diäten durchführen, es sei denn, Sie haben dies mit Ihrem Arzt besprochen.

Wie man Gewicht verliert, während Sie stillen

Beginnen Sie langsam. Nach Ihrer postpartalen Untersuchung etwa sechs Wochen nach der Geburt Ihres Babys, können Sie in der Regel beginnen, Gewicht allmählich in Höhe von etwa 2 bis 3 Pfund pro Monat zu verlieren. Wenn Sie erheblich übergewichtig sind, können Sie versuchen, jeden Monat mehr Gewicht zu verlieren. Sprechen Sie mit Ihrem Arzt, einem Stillberater oder einem Ernährungsberater, um Ihnen bei der Planung eines gesunden Gewichtsabnahmeprogramms zu helfen, das ausreichend Nahrung für Sie und Ihr Baby enthält.

Beginnen Sie mit dem Training. Sprechen Sie mit Ihrem Arzt darüber, wie Sie Ihre tägliche Routine trainieren können. Sobald Sie nach der Entbindung geheilt sind, normalerweise etwa sechs Wochen nach der Geburt, wenn Sie eine normale spontane vaginale Entbindung hatten, sollten Sie in der Lage sein, leichteres oder gemäßigteres Training zu machen. Wenn Sie einen Kaiserschnitt hatten, wird es nach der Geburt Ihres Kindes länger dauern, bis Sie wieder gesund sind. Sie müssen also etwas länger warten, um ein Trainingsprogramm zu beginnen.

Genug Schlaf bekommen. Es kann für eine neue stillende Mutter schwierig sein, aber versuchen Sie, sich auszuruhen, wenn Sie können. Schlafmangel kann zu Gewichtsverlust und Gewichtszunahme führen.

Was tun, wenn Sie Schwierigkeiten haben, Gewicht nach 3 bis 6 Monaten des Stillens zu verlieren

Schau dir deine Ernährung genauer an. Große Portionen von Lebensmitteln, Junk-Food, frittierten Lebensmitteln und Lebensmitteln mit hohem Fettgehalt können Ihre Fähigkeit beeinträchtigen, Gewicht zu verlieren. Versuchen Sie, auf fettarme Milchprodukte umzustellen, essen Sie weniger fettige und frittierte Nahrungsmittel, fügen Sie mehr Obst und Gemüse zu Ihrer Diät hinzu und passen Sie Ihre Portionsgrößen auf.

Wenn Sie mit Ihrem Arzt nicht schon über das Training gesprochen haben, bringen Sie es zur Sprache. Leichte bis mäßige Bewegung beeinträchtigt das Stillen nicht. Studien zeigen, dass Sie eher abnehmen, wenn Sie richtig essen und Übung hinzufügen. Sobald Ihr Baby über 6 Monate alt ist und beginnt, feste Nahrung zu essen, brauchen Sie nicht jeden Tag so viele Kalorien. Sie müssen möglicherweise Ihre Ernährung neu bewerten und die Menge der Nahrung reduzieren, die Sie essen. Wenn Sie eine gesunde Ernährung essen, leere kalorienreiche Lebensmittel vermeiden, Ihre Fettaufnahme beobachten und ohne Ergebnisse trainieren, ist es vielleicht an der Zeit, den Arzt aufzusuchen. Es könnte einen medizinischen Grund hinter Ihrer Schwierigkeit geben, Gewicht wie Stress, Depression, eine Schilddrüsenunterfunktion oder ein anderes Hormonungleichgewicht zu verlieren. Sobald Sie die zugrunde liegenden Probleme behandelt haben, können Sie möglicherweise das Gewicht schneller verlieren. Der Gewichtsverlust ist für alle unterschiedlich. Manche Frauen verlieren leicht, andere kämpfen. Manche Frauen verlieren nach der Geburt ihres Kindes zu viel Gewicht, und andere tragen immer noch dieses zusätzliche Babygewicht, wenn ihre Kinder aufs College gehen. Es wäre zwar großartig, wenn wir alle die perfekte Menge an Gewicht während der Schwangerschaft gewinnen könnten, aber alles in 6 Monaten verlieren, das ist einfach nicht realistisch. Eine beschäftigte neue Mutter, die sofort zur Arbeit zurückkehren muss, wird eine andere Erfahrung machen als eine Hausfrau, die ihr viertes Kind hat.

Körper sind verschieden und Situationen sind unterschiedlich.

Für die ersten sechs Wochen nach der Geburt Ihres Babys sorgen Sie sich nicht, wie viel Sie wiegen. Während dieser Zeit eine ausgewogene Diät essen und versuchen, genügend Ruhe zu erhalten. Ihr Körper braucht zusätzliche Energie und Nährstoffe, um sich von der Geburt zu erholen und eine gesunde Muttermilchversorgung für Ihr Baby aufzubauen. Dann, nachdem Sie von der Geburt geheilt und Ihre Muttermilchversorgung hergestellt haben, können Sie anfangen, darüber nachzudenken, Ihren Körper zurückzubekommen. Geh langsam, tu, was du kannst, und sei nicht so hart mit dir selbst, wenn du in sechs Monaten nicht an deinem Ziel bist. So besorgt du auch sein magst, zu der Größe zurückzukehren, die du vorher warst, versuche, geduldig zu sein. Denken Sie daran, dass Sie neun Monate gebraucht haben, um das zusätzliche Gewicht zu gewinnen, also nehmen Sie sich etwas Zeit. Sie können immer weiter an Ihrem Gewichtsverlust Ziele arbeiten, lange nach dem Stillen endet.

Erwartete Mütter müssen genau aufpassen, was sie essen und achten darauf, schädliche Nahrungsmittel und Getränke zu vermeiden.

Bestimmte Nahrungsmittel sollten nur selten konsumiert werden, während andere vollständig vermieden werden sollten.

Hier sind einige Lebensmittel und Getränke zu vermeiden oder zu minimieren während der Schwangerschaft.

Hoch-Quecksilber-Fisch

Quecksilber ist ein hochgiftiges Element. Es ist kein sicheres Expositionsniveau bekannt und wird am häufigsten in verschmutztem Wasser gefunden.

In höheren Mengen kann es für Ihr Nervensystem, Immunsystem und Nieren toxisch sein. Es kann auch ernste Entwicklungsprobleme bei Kindern verursachen (2).

Da er in verschmutzten Gewässern vorkommt, können große Meeresfische große Mengen an Quecksilber akkumulieren.

Daher wird schwangeren Frauen geraten, ihren Konsum von quecksilberreichen Fischen auf nicht mehr als 1-2 Portionen pro Monat zu begrenzen.
Zu den quecksilberreichen Fischen gehören:
Hai
Schwertfisch
Königsmakrele
Thunfisch (besonders Weißer Thun)
Es ist jedoch wichtig zu beachten, dass nicht alle Fische viel Quecksilber haben - nur bestimmte Arten.
Der Verzehr von quecksilberarmen Fischen während der Schwangerschaft ist sehr gesund und diese Fische können bis zu zweimal pro Woche gegessen werden. Fettfisch ist reich an Omega-3-Fettsäuren, die wichtig für Ihr Baby sind. Schwangere sollten keinen quecksilberreichen Fisch mehr als 1-2 Mal im Monat essen. Dazu gehören Hai, Schwertfisch, Thunfisch und Makrele.
Ungekocht oder roher Fisch
Roher Fisch, insbesondere Schalentiere, kann mehrere Infektionen verursachen. Diese können viral, bakteriell oder parasitär sein, wie Norovirus, Vibrio, Salmonella und Listeria. Einige dieser Infektionen betreffen nur die Mutter und hinterlassen sie dehydriert und schwach. Andere Infektionen können mit schweren oder sogar tödlichen Folgen auf das ungeborene Kind übertragen werden. Schwangere Frauen sind besonders anfällig für Listerieninfektionen. In der Tat sind schwangere Frauen bis zu 20 mal häufiger an Listerien erkrankt als die Allgemeinbevölkerung.
Diese Bakterien können in Böden und kontaminiertem Wasser oder Pflanzen gefunden werden. Roher Fisch kann während der Verarbeitung infiziert werden, einschließlich Rauchen oder Trocknen.

Listerien können durch die Plazenta an ein ungeborenes Kind weitergegeben werden, auch wenn die Mutter keine Anzeichen von Krankheit zeigt. Dies kann zu Frühgeburten, Fehlgeburten, Totgeburten und anderen schwerwiegenden Gesundheitsproblemen führen. Schwangeren Frauen wird daher geraten, rohen Fisch und Schalentiere zu meiden. Dazu gehören viele Sushi-Gerichte. Roher Fisch und Schalentiere können mit Bakterien und Parasiten kontaminiert sein. Einige davon können gesundheitsschädliche Auswirkungen haben und sowohl der Mutter als auch dem ungeborenen Kind schaden.

Nicht gegartes, rohes und verarbeitetes Fleisch

Der Verzehr von nicht gegartem oder rohem Fleisch erhöht das Infektionsrisiko durch verschiedene Bakterien oder Parasiten, einschließlich Toxoplasma, E. coli, Listeria und Salmonellen.Bakterien können die Gesundheit Ihres ungeborenen Kindes gefährden und möglicherweise zu Totgeburten oder schweren neurologischen Erkrankungen einschließlich geistiger Behinderung führen. Blindheit und Epilepsie.

Während die meisten Bakterien auf der Oberfläche von ganzen Fleischstücken gefunden werden, können andere Bakterien in den Muskelfasern verweilen.

Einige ganze Fleischstücke - wie z. B. Filets, Rinderfilets oder Ribeye vom Rind, Lamm und Kalbfleisch - können ohne Verzehr sicher verzehrt werden. Dies gilt jedoch nur, wenn das Fleischstück ganz oder ungeschnitten und außen vollständig gegart ist. Geschnittenes Fleisch, einschließlich Fleischpastetchen, Burger, Hackfleisch, Schweinefleisch und Geflügel, sollte niemals roh oder zu wenig gekocht verzehrt werden. Hot Dogs, Lunch Fleisch und Deli Fleisch sind ebenfalls von Interesse. Diese Fleischsorten können während der Verarbeitung oder Lagerung mit verschiedenen Bakterien infiziert werden. Schwangere Frauen sollten keine verarbeiteten Fleischprodukte konsumieren, es sei denn, sie wurden bis zum Dämpfen erhitzt.

Rohe Eier

Rohe Eier können mit Salmonellen kontaminiert sein. Die Symptome von Salmonelleninfektionen treten in der Regel nur bei der Mutter auf und umfassen Fieber, Übelkeit, Erbrechen, Magenkrämpfe und Durchfall. In seltenen Fällen kann die Infektion jedoch Krämpfe in der Gebärmutter verursachen, die zu einer Frühgeburt oder Totgeburt führen.

Zu den Lebensmitteln, die rohe Eier enthalten, gehören:

Leicht Rührei

Pochierte Eier

Sauce Hollandaise

Hausgemachte Mayonnaise

Salat Soße

Hausgemachte Eiscreme

Kuchenglasuren

Die meisten kommerziellen Produkte, die rohe Eier enthalten, werden mit pasteurisierten Eiern hergestellt und sind sicher zu konsumieren. Sie sollten jedoch immer das Etikett lesen, um sicherzugehen.

Schwangere sollten Eier immer gründlich kochen oder pasteurisierte Eier verwenden. Rohe Eier können mit Salmonellen kontaminiert sein, was zu Krankheit und einem erhöhten Risiko für Frühgeburt oder Totgeburt führen kann. Pasteurisierte Eier können stattdessen verwendet werden.

Organ Fleisch

Organfleisch ist eine gute Quelle für mehrere Nährstoffe. Dazu gehören Eisen, Vitamin B12, Vitamin A und Kupfer - alles gut für eine werdende Mutter und ihr Kind.

Zu viel tierisches Vitamin A (vorgeformtes Vitamin A) wird jedoch während der Schwangerschaft nicht empfohlen. Es kann eine Vitamin-A-Toxizität sowie abnormal hohe Kupferspiegel verursachen, die zu Geburtsschäden und Lebertoxizität führen können. Daher sollten Schwangere nicht mehr als einmal pro Woche Organfleisch essen. Organfleisch ist eine große Quelle von Eisen, Vitamin B12, Vitamin A und Kupfer. Um eine Vitamin-A- und Kupfer-Toxizität zu vermeiden, wird schwangeren Frauen empfohlen, die Aufnahme von Organfleisch auf höchstens einmal pro Woche zu begrenzen.

Koffein

Koffein ist die am häufigsten verwendete psychoaktive Substanz in der Welt und hauptsächlich in Kaffee, Tee, Softdrinks und Kakao enthalten.

Schwangeren Frauen wird im Allgemeinen geraten, ihre Koffeinaufnahme auf weniger als 200 mg pro Tag oder etwa 2-3 Tassen Kaffee zu begrenzen.

Koffein wird sehr schnell absorbiert und gelangt leicht in die Plazenta und den Fötus.

Da ungeborene Babys und ihre Plazenta nicht das wichtigste Enzym haben, um Koffein zu verstoffwechseln, können sich hohe Mengen aufbauen.

Es wurde gezeigt, dass eine hohe Koffeinaufnahme während der Schwangerschaft das fötale Wachstum einschränkt und das Risiko eines niedrigen Geburtsgewichts bei der Geburt erhöht.

Ein niedriges Geburtsgewicht - definiert als weniger als 5 Pfund (oder 2,5 kg) - ist mit einem erhöhten Risiko für Kindersterblichkeit und einem höheren Risiko für chronische Krankheiten im Erwachsenenalter wie Typ-2-Diabetes und Herzerkrankungen verbunden.

Schwangere Frauen sollten ihre Koffeinaufnahme auf 200 mg pro Tag begrenzen, das sind etwa 2-3 Tassen Kaffee. Hoher Koffeinkonsum während der Schwangerschaft kann fetales Wachstum einschränken und niedriges Geburtsgewicht verursachen.

Rohe Sprossen

Rohe Sprossen, einschließlich Luzerne, Klee, Rettich und Mungobohnensprossen, können mit Salmonellen kontaminiert sein. Die feuchte Umgebung, die von Samen benötigt wird, um zu sprießen, ist ideal für diese Arten von Bakterien, und sie sind fast unmöglich abzuwaschen. Aus diesem Grund wird schwangeren Frauen geraten, rohe Sprossen ganz zu vermeiden. Sprossen sind jedoch sicher zu konsumieren, nachdem sie gekocht wurden. Rohe Sprossen können mit Bakterien in den Samen kontaminiert sein. Schwangere sollten nur gekochte Sprossen essen.

Ungewaschenes Erzeugnis

Die Oberfläche von ungewaschenem oder ungeschältem Obst und Gemüse kann mit verschiedenen Bakterien und Parasiten kontaminiert sein.

Dazu gehören Toxoplasma, E. coli, Salmonellen und Listerien, die aus dem Boden oder durch Handhabung gewonnen werden können. Kontamination kann jederzeit während der Produktion, Ernte, Verarbeitung, Lagerung, Transport oder Einzelhandel auftreten. Bakterien können der Mutter und ihrem ungeborenen Kind schaden. Ein sehr gefährlicher Parasit, der auf Obst und Gemüse verweilen kann, heißt Toxoplasma.

Die Mehrheit der Menschen, die Toxoplasmose bekommen, haben keine Symptome, während andere sich fühlen, als hätten sie die Grippe für einen Monat oder länger. Die meisten Säuglinge, die sich noch im Mutterleib mit Toxoplasma anstecken, haben bei der Geburt keine Symptome. Symptome wie Blindheit oder geistige Behinderung können sich jedoch später im Leben entwickeln. Außerdem hat ein kleiner Prozentsatz der infizierten Neugeborenen bei der Geburt ernsthafte Augen- oder Hirnschäden. Während der Schwangerschaft ist es sehr wichtig, das Risiko einer Infektion durch gründliches Spülen, Schälen oder Kochen von Obst und Gemüse zu minimieren. Obst und Gemüse können mit schädlichen Bakterien, einschließlich Toxoplasma kontaminiert sein. Es ist wichtig, alle Früchte und Gemüse gründlich auszuspülen.

Nicht pasteurisierte Milch, Käse und Fruchtsaft

Das Gleiche gilt für nicht pasteurisierten Saft, der auch anfällig für bakterielle Kontamination ist. Die Bakterien können natürlich vorkommen oder durch Kontamination während der Sammlung oder Lagerung verursacht werden. Die Pasteurisierung ist der effektivste Weg, um schädliche Bakterien abzutöten, ohne den Nährwert des Produkts zu verändern. Um das Infektionsrisiko zu minimieren, sollten schwangere Frauen nur pasteurisierte Milch, Käse und Fruchtsaft konsumieren. Schwangere sollten keine unpasteurisierte Milch, Käse oder Fruchtsaft konsumieren, da diese Lebensmittel das Risiko von bakteriellen Infektionen erhöhen.

Alkohol

Schwangeren wird empfohlen, keinen Alkohol zu trinken, da dies das Risiko von Fehl- und Totgeburten erhöht. Schon eine kleine Menge kann sich negativ auf die Gehirnentwicklung Ihres Babys auswirken. Es kann auch das fetale Alkoholsyndrom verursachen, das Gesichtsdeformitäten, Herzfehler und geistige Behinderung beinhaltet. Da sich während der Schwangerschaft kein Alkoholspiegel als sicher erwiesen hat, wird empfohlen, es gänzlich zu vermeiden. Schwangere Frauen sollten keinen Alkohol trinken. Alkoholgenuss kann das Risiko von Fehlgeburten, Totgeburten und fetalem Alkoholsyndrom erhöhen.

Verarbeitete Junk Foods

Die Schwangerschaft ist eine Zeit des schnellen Wachstums. Infolgedessen benötigen schwangere Frauen erhöhte Mengen vieler essenzieller Nährstoffe, einschließlich Protein, Folat und Eisen. Aber obwohl Sie im Wesentlichen für zwei essen, brauchen Sie nicht die doppelte Kalorienmenge - etwa 350-500 zusätzliche Kalorien pro Tag während des zweiten und dritten Trimesters sollten ausreichen. Eine optimale Schwangerschaft Diät sollte hauptsächlich aus Vollwertkost bestehen, mit vielen Nährstoffen, um die Bedürfnisse der Mutter und des wachsenden Kindes zu erfüllen. Verarbeitete Junk Food ist in der Regel arm an Nährstoffen und reich an Kalorien, Zucker und zusätzlichen Fetten. Hinzu kommt, dass zusätzlicher Zucker mit einem dramatisch erhöhten Risiko verbunden ist, mehrere Krankheiten zu entwickeln, darunter Typ-2-Diabetes und Herzerkrankungen.

Während eine gewisse Gewichtszunahme während der Schwangerschaft notwendig ist, wurde die Gewichtszunahme mit vielen Komplikationen und Krankheiten in Verbindung gebracht. Dazu gehören ein erhöhtes Risiko für Schwangerschaftsdiabetes sowie Schwangerschafts- oder Geburtskomplikationen. Es kann auch Ihr Risiko für Übergewicht erhöhen. Das Essen von verarbeiteten Lebensmitteln während der Schwangerschaft kann das Risiko von Übergewicht, Schwangerschaftsdiabetes und Komplikationen erhöhen. Dies kann langfristige gesundheitliche Auswirkungen auf Ihr Kind haben.

Gesund abnehmen ohne Sport - Die Schritt für Schritt Anleitung

Nachdem Du schon mal einen Überblick darüber bekommen hast, dass es auch möglich ist ohne Sport erfolgreich abzunehmen, wollen wir uns an den wichtigsten Teil machen, und zwar an die Umsetzung. Ich werde dir eine Schritt für Schritt Anleitung mit an die Hand geben, die Du umsetzen musst, wenn Du wirklich ohne Sport erfolgreich abnehmen möchtest.

Schritt Nr.1 - Ausmisten: Die meisten Menschen sind sich gar nicht darüber bewusst wie viele verarbeitete und ungesunde Lebensmittel sie bei sich in den eigenen vier Wänden haben. Wenn diese Lebensmittel bei einem Zuhause gelagert sind, neigt man auch dazu öfter darauf zurückzugreifen. Deswegen ist es so wichtig an dieser Stelle anzusetzen und erstmal richtig aus zu misten. Hierzu gehören nicht nur Süßigkeiten und Fertigprodukte wie zum Beispiel Pommes Frites, wo man sich schon sicher ist, dass sie nicht gut für die eigene Gesundheit sind. Auch viele Produkte, die aus Weißbrot produziert sind alles andere als hilfreich, wenn man auf langfristige Sicht abnehmen will. Es heißt nicht umsonst :,,Aus den Augen, aus dem Sinn". Versuche diesen Grundsatz also auch bei deiner Ernährung einzuhalten und dein Zuhause erstmal von den Lebensmitteln rein zu machen, die deiner Figur und deiner Gesundheit schaden.

Schritt Nr.2 - Eine neue Einkaufsliste: Wenn Du ohne Sport abnehmen willst, brauchst Du einen richtigen Plan. Erstelle dir also eine neue Liste mit allen wichtigen Lebensmitteln, die Du auf jeden Fall als Basics brauchst. Darunter fallen vor allem unverarbeitete Produkte wie zum Beispiel Vollkornprodukte. Gerade beim Einkaufen vergisst man schnell mal, was man wirklich brauchst und greift auf Grund der Reizüberflutung zu ungesunden Lebensmitteln. Genau deswegen ist es wichtig an dieser Stelle anzusetzen und sich eine Einkaufsliste zusammenzustellen. Damit Du es ein bisschen leichter hast, habe ich für dich die wichtigsten Basics einfach mal aufgelistet.

Die Basics für eine gesunde und ausgewogene Ernährung:

- Frisches Gemüse jeder Art
- Vollkornreis
- Vollkornbrot
- Quinoa
- Couscous
- Bulgur
- Lachs

- Hähnchenbrust
- Fettarmer Joghurt
- Fettarmer Quark
- Kidney-Bohnen
- Schwarze Bohnen
- Rote Bohnen
- Kichererbsen
- Feldsalat
- Frisches Obst
- Tiefgefrorenes Obst
- Haferflocken
- Chiasamen
- Grüner Tee
- Matcha Tee
- Bio-Eier
- Frische Kräuter
- Meersalz
- Pfeffer
- Gewürze nach Wahl wie zum Beispiel Currypulver oder Kreuzkümmel
- Frische Zitronen und Limetten
- Kartoffeln
- Süßkartoffeln
- Tofu
- Soja

Auch wenn viele Leute behaupten, dass es teuer sein würde sich gesund zu ernähren, kostet es in den meisten Fällen gar nicht so viel, wenn man sich an den Basics orientiert. Superfoods wie zum Beispiel Matcha-Tee oder Chiasamen, die ein bisschen mehr kosten, halten viel länger da man für die Verwendung dieser Produkte nur geringe Mengen braucht. Beim Einkaufen selbst solltest Du den Fokus vor allem auf die Qualität und nicht nur auf die Quantität setzen. Es ist nicht nur wichtig wie viel wir zu uns nehmen, sondern vor allem was wir zu uns nehmen. Einfache Produkte wie zum Beispiel Weißbrot oder Süßigkeiten halten uns nur für einen kurzen Zeitrahmen satt, während unverarbeitete und vollwertige Produkte wie zum Beispiel Vollkornreis. Vollkornbrot oder Bohnen uns über Stunden satt halten können. Das liegt vor allem daran, weil diese Lebensmittel unseren Blutzuckerspiegel stabil halten und nicht auf einmal in die Höhe schlagen lassen.

Schritt Nr.3 - Das Kaloriendefizit: Das Kaloriendefizit ist auch ein praktischer Weg wie man effektiv abnehmen kann. Wichtig ist nur, dass man das richtige Kaloriendefizit zu wählen. Von Heute auf Morgen 800 bis 1000 Kcal zu streichen ist nicht nur ineffektiv, sondern auch gefährlich für die eigene Gesundheit. Effektiver ist es lieber am Anfang 200 bis maximal 300 Kcal am Tag zu sparen. Mit diesem Kaloriendefizit kann man auch schon eine Menge erreichen ohne seine Gesundheit zu gefährden. Hierbei sollte man immer auf seinen Körper hören. Wichtig ist, dass auch der Körper diese Umstellung erfolgreich durchführt und nicht von Anfang überlastet und überfordert ist. Hierbei sollte man immer den Grundumsatz im Auge behalten. Unter diesen sollte man auf keinen Fall gehen, denn das sind die Kalorien, die der Körper auch im Ruhestand brauchst. Der Grundumsatz berechnet sich mit verschiedenen Faktoren wie zum Beispiel Alter, Gewicht, Geschlecht und Körpergröße. Auf Plattformen wie zum Beispiel Bmi-Rechner kannst Du dir innerhalb von wenigen Sekunden deinen individuellen Grundumsatz berechnen lassen. Je nachdem wie hoch die körperliche Aktivität bei einem selbst ist, ist die Kalorienzufuhr mal niedriger und mal höher. Umso wichtiger ist es an dieser Stelle anzusetzen und herauszufinden welches Defizit am besten für einen geeignet ist.

Schritt Nr.4 - Die Low-Carb-Diät: Eine Low-Carb-Diät kann auch hilfreich dabei sein effektiver abzunehmen, und zwar ohne Sport! Wie der Name es schon verrät geht es bei dieser Ernährungsweise nicht darum komplett auf Kohlenhydrate zu verzichten, sondern diese nur zu reduzieren. Je nachdem wie weit man sein Low-Carb in die Tat umsetzen will, nimmt man bei dieser Diät ca.30 bis 100 g Kohlenhydrate zu sich. Der Rest der Kalorien wird durch hochwertiges Protein und hochwertige Fette gefüllt. So kann man seinen Fettstoffwechsel schneller auf Trap bringen und schlussendlich auf erfolgreicher abnehmen. Die wenigen Kohlenhydrate, die man während der Low-Carb-Diät zu sich nimmt werden vor allem durch Vollkornbrot, Hülsenfrüchte und Gemüse gedeckt. Es handelt sich also um vollwertige Kohlenhydrate. Auch bei dieser Diät sollte man darauf achten seinen eigenen Körper nicht von Anfang an zu überfordern. Gerade wenn man in der Vergangenheit viele Kohlenhydrate zu sich genommen hat, kann eine Low-Carb-Diät für den eigenen Körper eine ziemlich große Herausforderung sein. Daher sollte man seinen ersten Tag auch nicht direkt mit 30 g Kohlenhydraten starten. Besser ist es bei 100 g anzusetzen, damit sich der Körper erstmal daran gewöhnen kann und von da aus immer weiter herunter zu gehen. Ansonsten kann es sehr schnell passieren, dass man die Harmonie des Stoffwechsel aus dem Ruder bringt und sich selbst somit beim Abnehmen im Weg steht. Umso wichtiger ist es an dieser Stelle anzusetzen und auch auf die Signale des eigenen Körpers zu hören, die einem dabei weiterhelfen herauszufinden, was der Körper wirklich braucht.

Schritt Nr. 5 - Motivation und Disziplin: Was haben alle erfolgreichen Menschen auf dieser Welt gemeinsamen, egal ob Profisportler oder Unternehmer? Es ist ganz einfach: Sie haben alle eine Motivation, die sie antreibt und ihnen dabei hilft tagtäglich an ihren eigenen Zielen zu arbeiten. Der bekannte Motivationssprecher und Unternehmer Stephen. R. Covey hat dies in seinem Buch :„Die 7 Wege der Effektivität", wie folgt beschrieben: „ Nur wenn das eigene „Ja" im Herzen stark genug brennt, kann man zu anderen Dingen „Nein" sagen. Im Alltag sind wir nämlich ständig Entscheidungen ausgesetzt. Greifen wir lieber zum fettigen Burger oder zum gesunden Salat mit Vollkornbrot? Da sich die meisten Menschen nicht über ihre eigene Motivation bewusst sind, treffen sie diese wichtigen Entscheidungen unbewusst. Das hat im Nachhinein zur Folge, dass wir unzufrieden mit uns selbst werden. An dieser Stelle kann es also hilfreich sein ein Blatt Papier und einen Stift heraus zu holen und sich seine eigene Motivation auf Papier zu bringen. Was treibt dich an? Eine bessere Fitness und Gesundheit? Dann schreibe deine Gedanken und Motivation auf Papier. Im nächsten Schritt hängst Du dieses Stück Papier irgendwo auf, wo Du es jeden Tag zu Gesicht bekommst. Am besten direkt über deinem Bett. So wirst Du jeden Tag nach dem Aufstehen daran erinnert. Wenn Du magst kannst Du auch ein Vision- Board erstellen. Dieses ist auch besonders gut dafür geeignet, um sich immer wieder über die eigene Motivation bewusst zu werden. Hierbei handelt es sich ein Brett, wo Bilder die eigenen Ziele und Träume widerspiegeln. Gerade für visuelle Menschen sind diese Schilder besonders gut geeignet und helfen auch dabei sich jeden Tag aufs Neue zu motivieren. Ein weiterer wichtiger Punkt ist die Disziplin. Wenn man keine Disziplin hat jeden Tag etwas für seine Figur zu tun, wird einem auch nicht das beste Vision-Bord der Welt weiterhelfen. Disziplin beschreibt einen Vorgang, der auch ohne jegliche Motivation getätigt werden kann. Wenn Du dich nämlich die ganze Zeit nur von deinen Emotionen und Gefühlen leiten lässt, wirst Du in der Regel keinen einzigen Schritt weiterkommen und auch die ganze Zeit abhängig sein. Wenn Du langfristig

Disziplin aufbauen willst, ist es wichtig sich realistische Ziele zu setzen. Hierbei kann dir das Cutting weiterhelfen. Das Cutting kommt aus dem NLP (Ausgeschrieben Neurolinguistisches Programmieren) und beschreibt einen Prozess, wo man ein großes Ziel wie zum Beispiel 15 kg abnehmen in viele kleine Unterziele unterteilt. Wenn Du deine Ziele nämlich richtig unterteilst wirst Du diese schneller verwirklichen und somit auch auf Dauer erfolgreicher abnehmen. Das ist es worauf es ankommt und worauf man auch seinen Fokus setzen sollte.

Schritt Nr.6 - Guter Schlaf: Im Durchschnitt schläft der Deutsche 8 Stunden am Tag. Die wenigsten Menschen sind sich jedoch darüber bewusst, ob sie auch gut schlafen. Die Schlafqualität ist nämlich mindestens genauso wichtig wie die Anzahl der Stunden die wir schlafen. Im Durchschnitt brauchen wir 6 bis 8 Stunden Schlaf, je nachdem wie körperlich aktiv wir sind. Schlafmangel kann erwiesenermaßen zu Heißhungerattacken und auch Übergewicht führen. Unser Körper braucht diese Ruhezeit um richtig zu regenerieren. Damit Du diese Zeit auch richtig nutzen kannst, ist es wichtig die richtigen Konditionen zu schaffen. Dazu gehört es auch, dass man vor dem Schlaf keine große Mahlzeiten zu sich nehmen sollte. Ansonsten wird der Stoffwechsel zu sehr beansprucht und so auch ein erholsamer Schlaf gestört. Auch zu viel Strahlung sollte man vor dem Schlafen gehen meiden. Deswegen ist es zu empfehlen alle elektronischen Geräten wie zum Beispiel das eigene Handy oder Laptop 1 bis 2 Stunden vor dem Schlafen gehen auszuschalten.

Schritt Nr.7 - Das richtige Protein: Richtige Proteine können einem beim Abnehmen ohne Sport behilflich sein. Sie haben einen positiven Einfluss auf unser Sättigungsgefühl, sodass wir nach dem Verzehr nicht direkt wieder Hunger bekommen. Darüber hinaus helfen sie der Fettverbrennung, dem Stoffwechsel und der Verdauung. Diese müssen nämlich angeregt werden, um schneller und einfacher abzunehmen und dahin zu kommen, wo man es eigentlich wollte. Das liegt vor allem daran, weil hochwertige Proteine einen guten Einfluss auf die Hormonbildung von Ghrelin und GLP-1, die dafür zuständig ist unser Hungergefühl zu regulieren. Im Endeffekt hat das zur Folge, dass wir länger satt bleiben und nicht mehr so viel Lust und Hunger auf ungesunde Lebensmittel wie zum Beispiel Fast-Food oder Süßigkeiten bekommen.

Schritt Nr. 8 - Mehr Zeit durch Meal Prepping: Ein weiteres Argument, dass immer wieder in den Raum geworfen wird ist, dass man keine Zeit hätte um sich gesund und ausgewogen zu ernähren. Das ist jedoch eine wichtige Grundvoraussetzung, wenn man ohne Sport erfolgreich abnehmen will. Das Gute ist, dass man auch dagegen etwas unternehmen kann, und zwar durch Meal Prepping! Meal Prepping ist ein Trend, der aus den USA kommt und auch immer weiter zu uns nach Europa und vor allem Deutsch rüber schwappt. Der Begriff bedeutet übersetzt im Grunde nichts anderes als ,,Vorkochen". Man bereitet im Grunde nur die Mahlzeiten für die nächsten 2 bis 3 Tage vor, sodass man Morgens nicht mehr so viel erledigen muss, sondern diese Mahlzeiten einfach nur aufheizen und mitnehmen muss. Hierfür sollte man sich natürlich die richtigen Tupperboxen zulegen, wo man seine Nahrung lagern kann. Frische Lebensmittel wie zum Beispiel Obst und Gemüse sollte man relativ frühzeitig verzehren. Es ist auch zu empfehlen nicht für eine ganze Woche vorzukochen, sondern nur für die nächsten 2 bis 3 Tage. Dies würde einen selbst nicht nur eine Menge Raum in dem eigenen Kühlschrank rauben, sondern auch zu viel Zeit und Energie, da man sich nicht sicher sein könnte, ob die Mahlzeiten dann noch in Ordnung sind. Damit das Meal Prepping am Vorabend reibungslos ablaufen kann ist es wichtig alle notwendigen Lebensmittel bei sich in der Küche bereit zu haben. Deswegen haben ich auch erwähnt wie wichtig es eigentlich ist eine Einkaufsliste zu erstellen und einmal in der Woche einen Großeinkauf zu machen. So hat man das Wichtigste immer bei sich Zuhause und kann jederzeit darauf zurückgreifen. Diese kannst Du dann ganz einfach mit auf die Arbeit nehmen, sodass Du nicht dazu gezwungen wirst etwas Fettiges in der Kantine zu dir zu nehmen oder auch zu der Pommesbude von Nebenan zu rennen. Die richtige Organisation spielt nun mal auch bei der Ernährung eine wichtige Rolle und ist das A und O.

Schritt Nr. 9 - Mehr Ballaststoffe zu sich nehmen: Viele Menschen fragen sich, was sie gegen ihr ständiges Hungergefühl tun können. Die Antwort ist im Grunde ziemlich einfach: Mehr Ballaststoffe zu sich nehmen. Ballaststoffreiche Lebensmittel sind besonders hilfreich, wenn man schnell und erfolgreich abnehmen will. Gerade pflanzliche Lebensmittel wie Getreide, Obst und Gemüse sind besonders ballaststoffreich. Genau deswegen habe ich sie auch unter den Basics aufgelistet. Die besondere Eigenschaft von Ballaststoffen ist nämlich, dass sie nach dem vollständigen Verzehr die Kombination mit Wasser aufquellen lassen und damit das Magenfüllvolumen vergrößern. Das hat wiederum zur Folge, dass der Magen länger gefüllt bleibt, was zu einem langanhaltenden Sättigungsgefühl führt. So bekommst Du in der Zukunft auch weniger Heißhungerattacken und kannst erfolgreicher und schneller abnehmen. Gerade wenn man in der Vergangenheit viel zu viele Heißhungerattacken hatte und nicht wusste, was man dagegen unternehmen konnte, sollte man einen Blick auf die Nahrungsmittel werfen, die man tagtäglich zu sich nimmt.

Schritt Nr. 10- Mehr Bewegung in seinem Alltag einbauen: Wie schon am Anfang erwähnt muss man nicht jeden Tag ins Fitnessstudio rennen, um mehr Gewicht zu verlieren. Dennoch kann es nicht schaden mehr Bewegung in seinen Alltag einzubauen. Dies hilft einem dabei schneller und einfacher den Stoffwechsel auf Vordermann zu bringen und somit auch erfolgreicher abzunehmen. Hierfür muss man nicht einmal viel tun, um seine Ziele zu verwirklichen. Es kann schon beim Weg zur Arbeit anfangen. Die meisten Menschen nutzen hierfür ihr Auto oder die Bahn. Wie wäre es, wenn Du den Weg einfach mit dem Fahrrad beschreiten würdest? So kannst Du nicht nur schon in den frühen Morgenstunden eine Menge Kalorien verbrennen, sondern auch deinen Stoffwechsel auf Trap bringen. Somit hast Du am Ende direkt mehr Energie und kannst diese wiederum dafür nutzen konzentrierter zu arbeiten. Auch kleine Übungen am Arbeitsplatz können dir dabei helfen deinen Fettstoffwechsel immer wieder zu aktivieren. Egal ob es ein Spaziergang in der Mittagspause oder ein paar Kniebeugen im eigenen Büro sind. Mit wenigen Übungen kannst Du schon eine Menge erreichen. Das gilt auch für die eigenen vier Wände. Gerade Menschen, die besonders viel im Sitzen arbeiten und einen Bürojob haben, neigen dazu zu resignieren. Auch schon die Treppen statt die Rolltreppen zu nehmen, kann auf langfristige Sicht einen großen Unterschied machen. Deswegen ist es so wichtig an dieser Stelle anzusetzen und mehr Bewegung in den Alltag zu schaffen.

Schritt Nr. 10 - Mehr trinken: Ausreichend Wasser zu trinken ist das A und O, wenn man ohne Sport abnehmen will. Dabei trinken die wenigsten Menschen in Deutschland ausreichend Wasser. Die meisten greifen auf gesüßte Getränke oder Softdrinks wie zum Beispiel Coca-Cola, Sprite oder Fanta zurück, die aber ein absolutes No-Go sind, wenn man erfolgreich abnehmen möchte. Sie treiben den Blutzuckerspiegel innerhalb von wenigen Minuten in die Höhe und sorgen für mehr Heißhungerattacken und ein starkes Hungergefühl. Wer ohne Sport erfolgreich abnehmen will sollte deswegen nur auf reines Mineralwasser und ungesüßten Tee zurückgreifen. Am Tag sollte man 2 bis 3 Liter Wasser zu sich nehmen, je nachdem wie viel man sich bewegt. Ein großes Glas Wasser vor jeder Mahlzeit zu sich zu nehmen hilft erwiesenermaßen dabei die Kalorienaufnahme zu reduzieren. Gerade nach dem Aufwachen ist es besonders wichtig seinen Körper mit ausreichend Flüssigkeit zu versorgen. Im Schlaf haben wir nämlich genau diese Flüssigkeit schon verloren. Das ist auch der Grund warum wir uns nach dem Aufstehen so müde und erschlagen fühlen und erstmal keine Energie haben, um produktiv zu arbeiten. Genau deswegen ist das Allererste, was Du nach dem Aufwachen machen solltest den Körper mit ausreichend Flüssigkeit zu versorgen. Damit Du das nicht vergisst, kannst Du ein Glas Wasser einfach direkt neben dein Bett stellen. So siehst Du es direkt nach dem Aufstehen und kannst deinen Stoffwechsel schon direkt nach dem Aufwachen auf Vordermann bringen. 1,5 bis 2 Liter Wasser sollte man mindestens tagtäglich zu sich nehmen. Wenn Du mal Lust auf einer Alternative hast, kannst Du auch ganz einfach auf einen ungesüßten Tee oder Matcha-Tee zurückgreifen, der besonders gut dafür geeignet ist, um den eigenen Stoffwechsel auf Vordermann zu bringen.

Schritt Nr.11 - Besser mit Stress umgehen: Ich habe mich ganz bewusst dazu entschieden zu betonen, dass man besser mit Stress umgehen soll und ihn nicht vermeiden soll. Wenn man nämlich die ganze Zeit nur diese Dinge vermeidet, läuft man im Grunde nur von dem eigentliches Problem weg und steht sich somit selbst im Weg. Stress wirkt sich erwiesenermaßen negativ auf unsere Gesundheit und somit auch unser Gewicht auf. Hierbei spielt es in erster Linie keine Rolle, ob es sich um beruflichen Stress oder privaten Stress handelt. Viele Zivilisationskrankheiten wie zum Beispiel Typ-2-Diabetes und Fettleibigkeit sind auf zu viel Stress zurückzuführen. Hierbei muss man in erster Linie zwischen 2 Stresstypen unterscheiden, und zwar zwischen Eu-Stress und Dis-Stress. Es ist vor allem der Dis-Stress der unserer Psyche und vor allem auch unserer Gesundheit schadet. Wenn wir zum Beispiel zu viel Stress im Berufsleben haben, weil wie viele unterschiedliche Termine nicht unter einen Hut bekommen, neigen wir dazu mehr Fast-Food und verarbeitete Lebensmittel zu uns zu nehmen. Deswegen ist es so wichtig besser mit diesem Stress umzugehen. Das funktioniert am besten vor allem dadurch, indem wir lernen besser mit unserer Zeit umzugehen. Es sind vor allem Ablenkungen im Alltag wie zum Beispiel Fernsehen oder Social-Media, die dafür sorgen, dass wir zu viel Zeit verlieren und dann in Stress verfallen. Deswegen ist es so wichtig die eigenen Zeitfresser zu analysieren und herauszufinden, wo eigentlich die eigenen Zeit hingeht. Wenn Du das machst wirst Du bemerken, dass Du diese Zeit im Endeffekt auch besser steuern kannst und in der Zukunft mit weniger Stress zu kämpfen hast.

Schritt Nr.12 - Achte auf die richtigen Portionsgrößen: Abnehmen ohne Sport wird nicht so einfach werden, wenn man sich die ganze Zeit von XL-Portionsgrößen ernährt. So hat man zum Beispiel bei einer Studie herausgefunden, dass die eine Gruppe im Restaurant, wo man die Vorspeise verdoppelt hatte, im Durchschnitt 30 Prozent mehr gegessen haben, als die andere Gruppe, die die normale Portionsgröße vor sich hatte. Deswegen ist es so hilfreich auch auf die eigene Portionsgröße zu achten. So kann man sich nämlich viel einfacher einige Kalorien sparen und trotzdem seine Mahlzeit genießen.

Schritt Nr.13 - Weniger oder gar kein Alkohol trinken: Viele sind sich gar nicht darüber bewusst wie viel Kcal Alkohol haben kann, doch der Begriff „Bierbauch" kommt nicht von irgendwo her. Wer viel Alkohol trinkt muss auch damit rechnen mehr Kilos zu zunehmen. Deswegen ist es empfehlenswert seinen Alkoholkonsum herunter zu schrauben oder gänzlich zu streichen. Nur so kannst Du langfristig auch ohne Sport erfolgreich abnehmen. Die meisten alkoholischen Getränke sind darüber hinaus auch noch mit Geschmacksverstärker besetzt, die dafür sorgen, dass man abhängig wird. Zwar kann es am Anfang schwer sein mit dem Verzehr komplett aufzuhören, aber Du wirst bemerken, dass es sich auf jeden Fall auszahlen wird.

Schritt Nr.14 - Mehr Obst und Gemüse: Die meisten Menschen fragen sich, was sie als gesunden Snack verwenden können. Im Grunde ist es gar nicht so schwer: Einfach mehr Obst und Gemüse essen. Gerade frisches Obst wie zum Beispiel Wassermelonen oder Erdbeeren sind nicht nur kalorienarm, sondern schmecken dazu auch noch fantastisch. Das Praktische dazu ist auch noch, dass man sie einfach einpacken und mit auf die Arbeit nehmen kann. Von normalen Snacks wie zum Beispiel Süßigkeiten oder Schokolade sollte man eher die Finger lassen. Sie verursachen genau das Gegenteil von dem, was man erreichen will, und zwar Gewicht zu verlieren. Auch Hülsenfrüchte und Nüsse sind besonders gut dafür geeignet, um sie einfach zwischendurch zu naschen. Sie sind nämlich reich an guten Fetten und helfen auch dabei den Stoffwechsel auf Vordermann zu bringen.

Kcal gleich Kcal? Was Du über Makro- und Mikronährstoffe wissen musst

Mittlerweile hast Du schon einen sehr guten Überblick darüber, was Du alles tun kannst, wenn Du deine Ernährung umstellen willst und dadurch schneller und einfacher abnehmen willst. Eine Falle, die immer noch sehr viele übersehen ist, wenn es um Kcal geht. Wir haben schon in einem vorherigen Kapitel darüber gesprochen, dass es nicht nur darauf ankommt wie viel man zu sich nimmt, sondern vor allem auch was man zu sich nimmt. Viele Menschen glauben immer noch, dass 1 Kcal gleich 1 Kcal ist. Die Wahrheit sieht in den meisten Fällen, jedoch komplett anders aus. Hierfür möchte ich mit dir ein kleines Gedankenexperiment durchspielen.

Stelle dir vor deinem inneren Auge vor, dass Du einen Ofen bei dir Zuhause zum Beheizen der eigenen vier Wände hast. Um diesen Ofen richtig und erfolgreich zu beheizen, brauchst Du Holz. Nun hast Du die Wahl. Wenn Du dich für das günstige und einfache Holz entscheidest, kannst Du zwar den Ofen für einen kurze Zeit beheizen, aber wirst bald wieder Nachschub brauchen. Genau das Gegenteil ist der Fall, wenn Du dich für ein etwas teures und hochwertiges Holz entscheidest. Zwar kostet dieses Holz ein bisschen mehr, aber dafür wirst Du auch länger davon profitieren. Genau deswegen solltest Du dir für diese Entscheidung ein bisschen mehr Zeit nehmen, denn nicht anders sieht es mit unserer Ernährung aus.

Es kommt nicht nur darauf an wie viel Kalorien wir zu uns nehmen, sondern vor allem für welche Kalorien wir uns entschieden. Das spiegelt sich vor allem bei unseren Kohlenhydraten wieder. Nicht alle Kohlenhydrate sind auf Anhieb schlecht auch, wenn sie immer wieder verteufelt werden. Auch hier kommt es nur darauf an für welche Kalorien man sich entscheidet. Es gibt einfache und komplexe Kohlenhydrate. Von Ernährungsexperten werden die einfachen Kohlenhydraten auch zu den ,,Schlechten" Kohlenhydraten und die komplexen Kohlenhydrate in die ,,Guten" Kohlenhydrate unterteilt. Bei einfachen Kohlenhydraten handelt es sich bekanntermaßen und einfachkettigen Zuckermoleküle. Genau das Gegenteil ist bei komplexen Kohlenhydraten der Fall, die mehrkettig sind.

Doch was genau bedeutet das für unsere Gesundheit? Unter einfachen Kohlenhydraten fallen vor allem Lebensmittel wie zum Beispiel Weißbrot oder Nudeln und auch noch andere Produkte, die mit industriellen Zucker besetzt sind. Genau das Gegenteil ist bei komplexen Kohlenhydraten der Fall. Darunter fallen nämlich vor allem unverarbeitete Lebensmittel worunter vor allem Vollkornprodukte gemeint sind. Diese Produkte halten uns länger satt, sodass es nicht zu Heißhungerattacken kommt und wir länger satt bleiben. Genau deswegen ist es so wichtig an dieser Stelle anzusetzen und ein Bewusst zu schaffen, was wir tagtäglich auf den Tisch haben. Nur auf die Kalorienanzahl zu schauen, wird dir langfristig nicht dabei weiterhelfen abzunehmen und Gewicht zu verlieren.

Nur weil ein Produkt genau so viele Kalorien wie ein unverarbeitetes Produkt hat, bedeutet es noch lange nicht, dass es gesund und gut ist. Umso wichtiger ist es an dieser Stelle anzusetzen und sich zu fragen, was einen wirklich satt halten wird und was nicht. Nur so kannst Du schlussendlich weiterkommen und das verwirklichen, was Du dir vorgenommen hast. Kcal werden nämlich von unserem Körper unterschiedlich verarbeitet. Wenn es sich nur um Zucker handelt, dann wird es vom Körper schneller verbrannt, was wiederum zur Folge hat, dass wir Hunger bekommen.

Dieses Prinzip lässt sich übrigens auch auf andere Makronährstoffe wie zum Beispiel Fette oder Eiweiße übertragen. Man sollte vor allem seinen Fokus auf die Qualität der Lebensmittel setzen. Wenn Du das machst wirst Du merken, dass es gar nicht so schwer ist sich gesund und ausgewogen zu ernähren. Auch Fette sind in den letzten Jahren immer mehr in den Verruf geraten, obwohl diese an sich nicht schlecht sind. Es ist ähnlich wie mit den Kohlenhydraten. Es kommt darauf an für welche Fette man sich entscheidet. Während man mit ungesättigten Fettsäuren, die sich vor allem in Lebensmitteln wie kaltgepressten Olivenöl und Avocado wiedefinden kann seinen Fettstoffwechsel antreiben kann, sorgt man mit gesättigten Fettsäuren genau das Gegenteil.
Deswegen ist es so wichtig seine Lebensmittel bewusst auszuwählen. Auch bestimmte gesättigte Fettsäuren wie zum Beispiel Kokosöl können dabei helfen den Fettstoffwechsel auf Vordermann zu bringen wobei man hier auch auf die Menge Acht geben sollte. Mit Hülsenfrüchten und Nüssen ist es nicht anders, die sich vor allem als Snack besonders gut eignen. Wie Du siehst sollte man nicht nur einen Blick auf die Kalorienzahl werfen, sondern auch die Nahrungsmittel, die man zu sich nimmt.

Wie funktioniert die Diät?

Die Gewichtsreduktion, die durch den schnelleren Stoffwechselprozess herbeigeführt wird, sorgt für die Spaltung von Kohlenhydraten und den Abbau von angelegten Fettspeichern. Schon kurz nach dem Start der Stoffwechseldiät können die ersten Teilerfolge verzeichnet werden: Die Pfunde purzeln und wir fühlen uns aktiver und wohler.

Unser Stoffwechsel wird somit angekurbelt und die Fettpolster verschwinden von Tag zu Tag. Damit dies so effektiv wie möglich geschehen kann, werden fast alle Kohlenhydrate vom Ernährungsplan genommen und durch Eiweiß ersetzt. Auf diese Weise sorgst du dafür, dass dein Körper nicht deine Muskelmasse, sondern dein Fett abbaut. Darüber hinaus können wir dank der Kohlenhydratreduzierung unseren Blutzuckerspiegel konstant halten und Heißhungerattacken vermeiden.

Du wirst sehen, dass es mehrere Arten der Stoffwechseldiät gibt. Fast alle laufen nach diesem Prinzip ab. Es wird auf Kohlenhydrate so gut wie möglich verzichtet und dafür mehr Eiweiß gegessen. Je nach Art der Stoffwechseldiät kann es aber zu Unterschieden in der Menge und Art der Lebensmittel kommen. Dies schauen wir uns im nächsten Kapitel näher an.

Nun aber erst einmal wieder zurück zur Funktionsweise der Diät! Der Erfolg dieser Stoffwechseldiät zeigt sich nur dann, wenn du dich an die Richtlinien der Ernährungsweise hältst. Denn nur so kann der Stoffwechsel auch wirklich positiv beeinflusst werden. Darüber hinaus ist es wichtig, dass du dich ausreichend bewegst und du mehr Kalorien verlierst als gewinnst. Denn passt du deine Ernährung nicht an, bringt das Ganze am Ende auch nichts.

Indem du deinem Körper nur so viele Kalorien zuführst, wie er auch verbrennen kann, werden sich die überflüssigen Fettpolster quasi in Luft auflösen. Doch anstatt einfach in Luft umgewandelt zu werden, holt sich dein Körper aus ihnen neue Energie und sie verschwinden auf eine wunderbare Art und Weise!

Im Übrigen solltest du die Stoffwechseldiät tatsächlich nicht das ganze Jahr über ausführen und dich vorerst an den Zeitplan von 1-2 Wochen halten. Denn aufgrund des starken Eiweißanteils ist es keine durchgängige Ernährungsweise für mehrere Monate oder Jahre.

Die unterschiedlichen Stoffwechseldiäten

Wie bereits erwähnt wurde, gibt es mehrere Arten der Stoffwechseldiät. Diese Diätformen basieren jedoch auf demselben Prinzip und versprechen dasselbe Resultat: Eine langfristige Gewichtsabnahme und mehr Gesundheit. Dies geschieht, indem der Stoffwechsel durch eine proteinreiche Ernährung angeregt wird. Es wird somit hauptsächlich Eiweiß gegessen und auf Kohlenhydrate so gut wie möglich verzichtet.

Die bekanntesten Formen der Stoffwechseldiät sind unter anderem die Blutgruppendiät, die Max-Planck-Diät und die Metabolic Balance Diät. Durch die Ernährungsformen, die sich in diesen Diäten stark ändern, wird der Stoffwechsel angetrieben, sodass eine schnelle Gewichtsabnahme beigeführt werden kann. Wer bereits einen sehr aktiven Metabolismus besitzt, kann auf diese Wiese noch schneller Energie verbrauchen und Fett abbauen.

Die Grundlage aller Stoffwechseldiäten ist die Low Carb Ernährung. Es wird somit auf Brot, Pasta und Kartoffeln verzichtet. Darüber hinaus sollte die jeweilige Diät für 14 Tage durchgeführt werden, damit sie auch ihre Vorteile zeigen kann.

Je nach Art der Diät wird nach einem entsprechenden Ernährungsplan gegessen. Bei der Blutgruppendiät wäre dies beispielsweise ein individueller Plan je nach Blutgruppe. Hier erläutern wir dir die Diäten genauer:

Die 14-Tage-Stoffwechseldiät

Diese Stoffwechseldiät kann mit dem Prinzip der Stoffwechselkur verglichen werden. Dennoch werden die zwei Diäten stark voneinander unterschieden. Ein direkter Unterschied ist zum Beispiel, dass die Stoffwechselkur für 21 Tage durchgeführt wird. Die Stoffwechseldiät hingegen basiert auf einem Ernährungsplan von 7-14 Tagen. Darüber hinaus beinhaltet die Stoffwechselkur verschiedene Phasen und in der Stoffwechseldiät werden keine Nahrungsergänzungsmittel eingenommen.

Der Ernährungsplan in der Stoffwechseldiät wird so konzipiert, dass der Stoffwechsel ab Tag 1 angeregt wird. Darüber hinaus wird eine starke Reduktion der Kohlenhydrate herbeigeführt und Proteine nehmen einen großen Stellenwert ein. Der Diätplan sollte strikt eingehalten werden, damit ein möglichst niedriger und konstanter Blutzuckerspiegel erzielt werden kann.

Die Metabolic Balance Diät

Unter der Metabolic Balance Diät versteht sich ein Ernährungsprogramm, das auf Basis von individuellen Körperdaten (z.B. Blutwerte) erstellt wird. Im Gegensatz zu den anderen Stoffwechseldiäten müssen in dieser Ernährungsform nicht die Kohlenhydrate reduziert werden. Denn hier geht es ganz und allein um die Balance der Hormone. Diese wird durch die Zufuhr von bestimmten Lebensmitteln erreicht. Doch nicht nur der Hormonhaushalt wird geregelt, sondern auch der Blutzuckerspiegel wird so lange wie möglich auf einem Level gehalten.

Die Bausteine dieser Ernährungsform sind somit Hormone und Enzyme, die über die Nahrung zugeführt werden. Es geht hierbei mehr darum, wie die einzelnen Nahrungsmittel aufeinander reagieren und vom Körper aufgenommen und verarbeitet werden. Der Kaloriengehalt steht somit eher im Hintergrund. Doch hat es mit der Stoffwechseldiät einiges gleich: Denn auch hier geht es darum, dass der Körper sich direkt an unsere Fettpolster zu schaffen macht und nicht die Muskelmasse oder Wassereinlagerungen abbauen muss. Auch hier werden keine Nahrungsergänzungsmittel verwendet.

Ähnlich wie in der Stoffwechselkur wird in der Metabolic Balance Diät in vier Phasen gearbeitet:

Phase 1:

- Der Körper wird auf die Ernährungsumstellung vorbereitet.
- Nur leichte Kost wird dem Körper zugeführt.
- 2-3 Liter Wasser täglich.
- Ziel: Entschlackung des Körpers.

Phase 2:

- Einhaltung des Ernährungsplans.
- Zeitabstände zwischen den Mahlzeiten müssen eingehalten werden.
- Es darf nicht zu viel gegessen werden.

Phase 3:

- Das Wunschgewicht wurde erreicht.
- Einführung von Lebensmitteln, die nicht auf dem Plan stehen.
- Einführung von einem „Cheat Day".

Phase 4:

- Der Körper hat sich umgestellt.
- Das Körpergewicht kann dauerhaft gehalten werden.

Die Blutgruppendiät

In der Blutgruppendiät wird – wie der Name schon verrät – ein Ernährungsplan abhängig von der Blutgruppe erstellt. Diese Diätform soll besonders kranken Menschen helfen, die ihr Gewicht reduzieren wollen, ohne gesundheitliche Schäden davonzutragen. Eine Besprechung mit dem Arzt ist hier unbedingt vorab zu empfehlen!

Die Blutgruppendiät hat ihre Wurzeln in der Naturheilkunde. Sie beruht auf der Annahme, dass die Blutgruppen jeweils Einfluss darauf haben, wie gut oder schlecht die verschiedenen Lebensmittel vom Körper akzeptiert und aufgenommen werden. Es geht hierbei mehr um eine Ernährungsumstellung auf längere Sicht und keine kurzzeitige Diät (wie zum Beispiel bei der Stoffwechseldiät üblich ist).

Die Blutgruppendiät ist somit nicht zeitlich begrenzt und es gibt keinen genauen Ernährungsplan, der einzuhalten ist. Dennoch gibt es für jede Blutgruppe spezifische Lebensmittel, die erlaubt bzw. nicht erlaubt sind. Auf diese Weise sollen Stoffwechsel und Gewichtsabnahme vorangetrieben werden.

Hier gibt es die einzelnen Blutgruppen und ihre spezifischen Details zur Diät:

Blutgruppe 0

- Der Stoffwechsel arbeitet in der Regel langsam.
- Es sollte regelmäßig Sport betrieben werden, um den Stoffwechsel anzuregen.
- Kohlenhydrate sollten nur selten und in geringen Mengen gegessen werden.
- Fleisch wird besonders gut vertragen.
- Probleme gibt es meist mit Milch und Milchprodukten sowie Weizen und Hülsenfrüchten.

Blutgruppe A

- Diese Blutgruppe reagiert sehr schnell auf Stress, der wiederum den Stoffwechsel beeinflusst.
- Es sollten regelmäßig Entspannungsübungen ausgeführt werden.

- Bei der Ernährung sollte auf eine vegetarische Kost umgestellt werden.
- Verzichten solltest du auf Milchprodukte, Fleisch, Bohnen und Weizen.
- Eiweiß aus pflanzlichen Quellen sollte bevorzugt werden.
- Hülsenfrüchte und Getreideprodukte können am besten kombiniert werden.

Blutgruppe B

- Fast alle Lebensmittel sind gut verträglich (Ausnahme unter anderem Hühnerfleisch).
- Stress wirkt sich auf das Körpergewicht aus.
- Getreideprodukte und Hülsenfrüchte sollten nicht in einer Mahlzeit kombiniert werden.

Blutgruppe AB

- Es sollten viele Eier und Getreideprodukte gegessen werden.
- Fleisch und Milchprodukte sollten eher selten auf den Tisch kommen.
- Viele Auswahlmöglichkeiten an Lebensmitteln.
- Leicht verdauliche Proteine sind zu bevorzugen.
- Wird Weizen weggelassen, kann sich dies positiv auf das Gewicht auswirken.
- Mehrere kleine anstatt große Mahlzeiten sind zu bevorzugen.

Max-Planck-Diät

Woher die Max-Planck-Diät ihren Namen erhalten hat, ist seit vielen Jahren ein Rätsel. Zum Glück ist es aber kein Rätsel, um was es bei dieser Ernährungsform geht! Das Ziel ist es, mithilfe von der Low Carb Ernährung so viele Kilos zu entfernen wie möglich. In den 14 Tagen dieser Diät werden abgesehen vom Gemüse und Obst sowie dem Brötchen am Morgen keine weiteren Kohlenhydrate gegessen. Proteine hingegen können gerne gegessen werden. Auf diese Weise lässt sich der Stoffwechsel ordentlich ankurbeln und die Kilos verschwinden.

Angeblich bist du sogar noch bis zu drei Jahre nach dieser Diät gegen eine Gewichtszunahme geschützt. Ob dies jedoch wirklich so ist, können wir an dieser Stelle nicht bestätigen. Daher ist es wichtig, dass du nach dieser Diät auch weiterhin auf deine Ernährung achtest. Wichtig ist darüber hinaus, dass du dich in der Diät-Zeit an den vorgegebenen Ernährungsplan hältst, um den Jojo-Effekt zu umgehen.

Ein Tag mit der Max-Planck-Diät kann zum Beispiel so aussehen:

☐ Frühstück

1 Vollkornbrötchen und 1 Kaffee (ohne Milch und Zucker)

☐ Mittagessen

- 2 gekochte Eier und 1 Portion Spinat; oder
- 1 Steak mit Salat; oder
- Gedünsteter Fisch mit gekochtem Gemüse

☐ Abendessen

- 1 Naturjoghurt mit (frischen) Früchten; oder
- 1 Steak mit Salat

hCG-Diät

„hCG" steht als Abkürzung für „humanes Choriongonadotropin". Es handelt sich hierbei um ein Hormon, das von Schwangeren bekannt ist. Es wird in der Plazenta gebildet und regt weitere Hormone wie Cortisol, Östrogen und Testosteron an. Erste Studien im Jahre 1954 hatten bereits ergeben, dass das Hormon hCG bei einer kalorienreduzierten Ernährungsweise das Fettgewebe anspricht und die Muskeln erhalten bleiben.

In den letzten Jahren ist die hCG-Diät insbesondere durch Hollywoodstars bekannt geworden. Diese konnten große Erfolge in der Gewichtsreduzierung erlangen, indem sie sich das Hormon unter das Gewebe haben spritzen lassen. Soweit musst du aber nicht gehen! Denn hierzulande lehnen Heilpraktiker und Ärzte diese Methode in der Regel ab. Stattdessen werden hCG-Globuli oder Tropfen eingenommen.

Durch die starke Verdünnung des Hormons kann die Wirksamkeit verstärkt werden. Damit du auch einen nachhaltigen Effekt spüren kannst, sollte diese Diät für 21 Tage durchgeführt werden. Anschließend sollte mit einer Ernährungsumstellung in drei Phasen weitergemacht werden:

Phase 1: Die Ladephase (2 Tage)

- Am Anfang gibt es 2 Cheat Days. Du kannst also essen, was du willst.
- Das Ziel ist es, den Stoffwechsel zu aktivieren.
- Am besten kannst du diese Tage gesund angehen, kannst aber ruhig zu vielen Kalorien greifen.

Phase 2: Die Diät-Phase (21 Tage)

- Täglich sollten hier 500-800 Kalorien zugeführt werden.
- Es sollte auf Kohlenhydrate, Zucker und Fett verzichtet werden.
- Es sollten mindestens 2l Wasser am Tag getrunken werden.
- Globuli und andere Nahrungsergänzungsmittel werden ebenfalls zugeführt.

3. Die Stabilisierungsphase (21 Tage)

- Die Einnahme der Globuli wird hier gestoppt.
- Der Stoffwechsel wird hier wieder auf einen Normalzustand gebracht.
- Es können täglich 100 Kalorien mehr zugeführt werden.
- Wird der Mindestumsatz erreicht (Frauen 1.800 kcal; Männer 2.300 kcal), können Kohlenhydrate wiederaufgenommen werden.

Wie du siehst, gibt es bei allen fünf Formen der Stoffwechseldiät zwei Gemeinsamkeiten: Erstens ist der Eiweißanteil in den Lebensmitteln höher als der Anteil von Kohlenhydraten und Fetten. Zudem ist es das Ziel bei allen Formen, den Stoffwechsel anzuregen.

Beachte bei jeder Diät, dass du sie nicht zu einem Zeitpunkt durchführst, wenn du besonders großem Stress ausgesetzt bist. Auch solltest du eine Diät nicht in einer Schwangerschaft ausführen. Am besten sprichst du vorher mit deinem Arzt, wenn du dir nicht sicher bist, ob die Diät für dich geeignet ist. Dieser kann dir gegebenenfalls auch einen Rat geben, welche Art für dich passt.

Die Quintessenz

Eine angemessene Lebensmittelhygiene und -vorbereitung wird immer empfohlen, insbesondere während der Schwangerschaft.

Dies ist jedoch nicht immer einfach, da manche Lebensmittel beim Kauf bereits kontaminiert sein können. Aus diesem Grund ist es am besten, die Lebensmittel auf dieser Liste so weit wie möglich zu vermeiden. Ihre Gesundheit und die Ihres ungeborenen Kindes sollten zuerst kommen.

Weitere Bücher des Autoren

Hier findest Du weitere Bücher von James Hal. James Hal konnte sich über mehrere Jahre Wissen und Erfahrungen in den Bereichen Gesundheit, Fitness und Abnehmen aneignen. Dieses Wissen möchte er mit seinen Lesern teilen und Dir zeigen, dass es für jeden möglich ist, ein gesundes Leben mit einem fitten Körper zu führen. Wenn auch Du lernen willst, wie Du deinen Traumkörper bekommst, dann schaue dir die anderen Bücher von James Hal an.

Stoffwechseldiät: Den Stoffwechsel beschleunigen, gesund Abnehmen und Fett verbrennen mit der Stoffwechsel Strategie. Bis zu 2 kg pro Woche Abnehmen

In diesem Ratgeber wirst du erfahren, wie du deinen Stoffwechsel beschleunigst, und innerhalb 14 Tagen erfolgreich Abnehmen kannst.

Link zum Buch: https://amzn.to/2OZWDaU

Smoothies zum Abnehmen: 165 leckere Smoothie Rezepte zum Abnehmen, Entschlacken und Entgiften für maximalen Abnehmerfolg. Abnehmen mit Erfolgsgarantie

In diesem Ratgeber wirst du erfahren, wie du kinderleicht Smoothies zubereitest, die dir deinen Abnehmerfolg garantieren werden. Zur Auswahl stehen hier 165 gesunde Smoothie Rezepte mit schritt für schritt Anleitung zum Nachmachen.

Link zum Buch: https://amzn.to/2MCXywF
Gesund Abnehmen: Jetzt erfolgreich Abnehmen durch Intervallfasten, gesunde Ernährung und der Stoffwechsel Strategie. Abnehmen ohne Hunger

In diesem Ratgeber wirst du erfahren, welche Schritte es benötigt um eine gesunde Gewichtsreduktion zu erreichen, welche Möglichkeiten dir dabei zur Verfügung stehen, und wie du das spielend einfach in die Praxis umsetzt, damit dir das Abnehmen Spaß macht.

Link zum Buch: https://www.amazon.de/dp/B07F7GD1FT

Haftungsausschluss

Die Umsetzung aller enthaltenen Informationen, Anleitungen und Strategien dieses Buchs erfolgt auf eigenes Risiko. Für etwaige Schäden jeglicher Art kann der Autor aus keinem Rechtsgrund eine Haftung übernehmen. Für Schäden materieller oder ideeller Art, die durch die Nutzung oder Nichtnutzung der Informationen bzw. durch die Nutzung fehlerhafter und/oder unvollständiger Informationen verursacht wurden, sind Haftungsansprüche gegen den Autor grundsätzlich ausgeschlossen. Ausgeschlossen sind daher auch jegliche Rechts- und Schadensersatzansprüche. Dieses Werk wurde mit größter Sorgfalt nach bestem Wissen und Gewissen erarbeitet und niedergeschrieben. Für die Aktualität, Vollständigkeit und Qualität der Informationen übernimmt der Autor jedoch keinerlei Gewähr. Auch können Druckfehler und Falschinformationen nicht vollständig ausgeschlossen werden. Für fehlerhafte Angaben vom Autor kann keine juristische Verantwortung sowie Haftung in irgendeiner Form übernommen werden.

Impressum

2. Auflage

Kontakt: Dominik Hauke/Forellengasse 10/71665
Vaihingen an der Enz

Printed in Poland
by Amazon Fulfillment
Poland Sp. z o.o., Wrocław

53832700R00065